矯正歯科治療と
オーラルハイジーン・コントロール

監 修

大阪大学大学院歯学研究科顎顔面口腔矯正学教室　教授
髙田 健治

著 者

大阪大学大学院歯学研究科顎顔面口腔矯正学教室　助教授
保田 好隆

大阪大学大学院歯学研究科顎顔面口腔矯正学教室　講師
日高　修

クインテッセンス出版株式会社

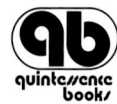

矯正歯科治療と
オーラルハイジーン・コントロール

2000年6月26日　第1版発行	
監　　修	髙田　健治
著　　者	保田　好隆
	日高　修
発 行 人	佐々木一高
発 行 所	クインテッセンス出版株式会社
	東京都千代田区神田駿河台2-1　〒101-0062
	廣瀬お茶の水ビル4階　電話(03)3292-3691
印刷・製本	サン美術印刷株式会社

©2000　クインテッセンス出版株式会社　禁無断転載・複写
Printed in Japan　　落丁本・乱丁本はお取り替えします
ISBN4-87417-651-8　C3047
定価はカバーに表示してあります

はじめに

　近年の矯正歯科治療に対する需要の高まり，社会的な認知には特筆すべきものがあり，患者あるいはその保護者の歯科治療に対する関心が高まっている．同時に矯正歯科治療に用いる装置や材料も飛躍的に改良されてきている．以上のような社会背景から，多くの歯科医師にとって矯正歯科治療に携わる機会がおおいに増してきた．そのため矯正歯科治療中の患者への歯および歯周組織に対する予防処置は，従来にもまして重要性を増してきている．

　治療中の患者のオーラルハイジーン・コントロールがうまくできたかどうかは，矯正歯科治療の成否を決める要素の一つである．そのため歯科医師とそのスタッフは，患者にオーラルハイジーン・コントロールを良好に保つために，歯科医院あるいは家庭において，どのような患者管理が必要なのかを理解し，実践する必要がある．

　本書を上梓した目的は，衛生矯正歯科治療を行おうとする歯科医師および歯科衛生士，あるいは将来，矯正歯科治療を行うことを志す歯科学生に，まず，う蝕や歯周疾患に関する病因を説明し，理解してもらうこと，つぎに，矯正治療中の患者がう蝕や歯周疾患に罹患しないように，歯科医院および家庭において，どのようなケアあるいはキュアを行わなければならないかを理解してもらうことにある．

　本書は矯正歯科治療中の患者のオーラルハイジーン・コントロールに内容を絞り，250を超える多くの学術論文を引用し，科学的な根拠に基づいた事実で構成されており，また数多くの写真を掲載することで，より実践的な内容であることも特徴としてあげることができる．矯正歯科治療を受けている患者，とりわけ固定式装置（エッジワイズ装置）を装着した患者の口腔衛生管理について，合理的かつ具体的な指針を与えるものである．

目　次

第1章　不正咬合と他の口腔疾患 ——— 9
1-1　不正咬合とう蝕 ——— 9
1-2　不正咬合と歯周病 ——— 10
参考文献 ——— 14

第2章　う蝕罹患に関するリスクファクター ——— 17
2-1　う蝕原因菌 ——— 18
2-1-1　ミュータンス・レンサ球菌の数 ——— 18
2-1-2　ミュータンス・レンサ球菌の酸産生能 ——— 21
2-1-3　乳酸桿菌の数 ——— 22
2-2　う蝕経験 ——— 23
2-3　唾液の影響 ——— 23
2-3-1　分泌量 ——— 23
2-3-2　緩衝能 ——— 24
2-3-3　酵素とイオン ——— 25
2-3-4　免疫グロブリン ——— 25
2-4　矯正装置の影響 ——— 26
2-5　矯正治療中の飲食の管理 ——— 30
参考文献 ——— 33

第3章　歯周病罹患に関するリスクファクター ——— 37
3-1　歯周病原因菌の種類 ——— 39
3-2　矯正装置の影響 ——— 39
3-3　その他の問題 ——— 40
3-3-1　喫煙の影響 ——— 40
3-3-2　妊娠の影響 ——— 44
参考文献 ——— 45

第4章　診療室におけるオーラルハイジーン・コントロール ― 49
4-1　器械的歯面清掃 ― 49
4-1-1　研磨の効果 ― 52
4-1-2　エナメル質の喪失 ― 53
4-1-3　研磨剤 ― 53
4-1-3-1　フッ素含有の研磨剤 ― 54
4-2　スケーリング ― 55
4-3　う蝕処置 ― 56
4-3-1　う蝕の病因 ― 56
4-3-2　フッ素の塗布 ― 57
4-3-3　シーラント ― 59
4-3-3-1　シーラントの適応 ― 60
4-3-3-2　シーラント処置を行う際の注意点 ― 60
4-3-3-3　シーラントの手順 ― 60
4-3-3-4　グラスアイオノマーセメントによるシーラント ― 63
4-3-4　状況に応じたう蝕処置 ― 65
4-3-5　矯正歯科治療時のう蝕予防とう蝕処置 ― 66
4-4　矯正歯科治療時の歯周外科処置 ― 67
4-4-1　歯肉退縮 ― 68
4-4-2　歯槽骨の形態異常 ― 69
4-4-3　動揺 ― 70
4-4-4　咬合性外傷 ― 70
4-5　矯正歯科治療におけるオーラルハイジーン・コントロール ― 70
参考文献 ― 72

第5章　家庭におけるオーラルハイジーン・コントロール — 75

- 5-1 情動や認知の発達段階における動機付け — 75
  - 5-1-1 Eriksonの情動発達の段階における動機付け — 75
  - 5-1-2 Piagetの認知発達の段階における動機付け — 76
  - 5-1-3 歯科医師と歯科衛生士が留意すべき点 — 77
  - 5-1-4 段階的な指導法 — 78
- 5-2 矯正歯科治療に用いる装置とブラッシング — 79
  - 5-2-1 リンガルアーチ装置 — 80
  - 5-2-2 クウォドヒーリクス装置 — 80
  - 5-2-3 ヘッドギア — 80
  - 5-2-4 エッジワイズ装置 — 83
- 5-3 歯磨剤 — 88
  - 5-3-1 歯磨剤のプラーク除去の効果 — 88
  - 5-3-2 歯磨剤のプラーク付着抑制効果 — 88
  - 5-3-3 歯磨剤の口臭除去効果 — 88
  - 5-3-4 歯磨剤の成分 — 90
- 5-4 フッ化物 — 90
  - 5-4-1 フッ素の作用 — 91
- 5-5 デンタルリンス — 91
- 5-6 歯ブラシ — 92
  - 5-6-1 電動ハブラシ — 93
  - 5-6-2 電動歯ブラシの利点と欠点 — 94
  - 5-6-3 電動ハブラシの商品の紹介 — 94
  - 5-6-4 手用歯ブラシ — 97
- 5-7 補助的口腔清掃用具 — 97
  - 5-7-1 デンタルフロス — 97
  - 5-7-2 歯間ブラシ — 100
  - 5-7-3 その他の補助的口腔清掃用具 — 101

参考文献 — 104

第1章　不正咬合と他の口腔疾患

1-1　不正咬合とう蝕

　歯列に叢生がみられると，口腔衛生状態を良好に保ちにくく，う蝕に罹患するリスクが増すと考えられている[1,2,3]．一方，不正咬合者（交叉咬合，過大なオーバージェット，叢生）と正常咬合者を，20年にわたって縦断的に比較した研究では，歯の位置異常とう蝕の発生との間に相関関係は認められなかった[4]．そのため，青年期に不正咬合が認められた場合，口腔衛生に対する意識を高める教育を専門的に行うことの方が，矯正歯科治療より必要であることが多いと主張している[5]．歯の不正配列（特に叢生）とう蝕の関係については，このように一致した見解は得られていない．このような相違は，研究対象としたグループの差（年齢，口腔衛生状態）によると説明されている．さらに，叢生の定義の違いも，その理由に挙げられるであろう．

　第一大臼歯の喪失が，隣在歯のう蝕発生に，どのような影響を及ぼすかが調べられている[6]．被検者は19-20歳であり，第一大臼歯の存在する群，早期（11-12歳以前）に第一大臼歯を喪失した群，それ以降で15-16歳までに第一大臼歯を喪失した群で，比較が行われた．第一大臼歯の喪失により，両隣在歯の咬合面う蝕は増し，喪失部位に隣接する面では，う蝕は逆に少なかった．第一大臼歯の喪失により，隣在歯では，特に，食物の流れの変化を受けると考えられ，これは自浄性にも影響するであろう．ブラッシングなどによる口腔清掃については，第一大臼歯がない方が，隣接面では磨きやすいことも考えられる．

　このように，口腔衛生状態には，さまざまな因子が影響していると考えられる．しかし，いずれにしても，矯正歯科治療により歯並びが改善されると，口腔内清掃（ブラッシング）を容易に行いやすい環境が提供されることになる．また，歯列不正を有する者では，専門的な口腔清掃は，矯正歯科治療と同様に，口を健康に保つのに重要といえる．

　矯正歯科治療中，特に，固定式装置を用いた治療期間中においては，う蝕罹患の危険性が増すため，歯科医と患者自身による意識的な努力が必須である．矯正歯科治療中にこのような徹底した口腔清掃を実践すれば，患者に長期的な予防意識が浸透するというメリットがあるかもしれない．

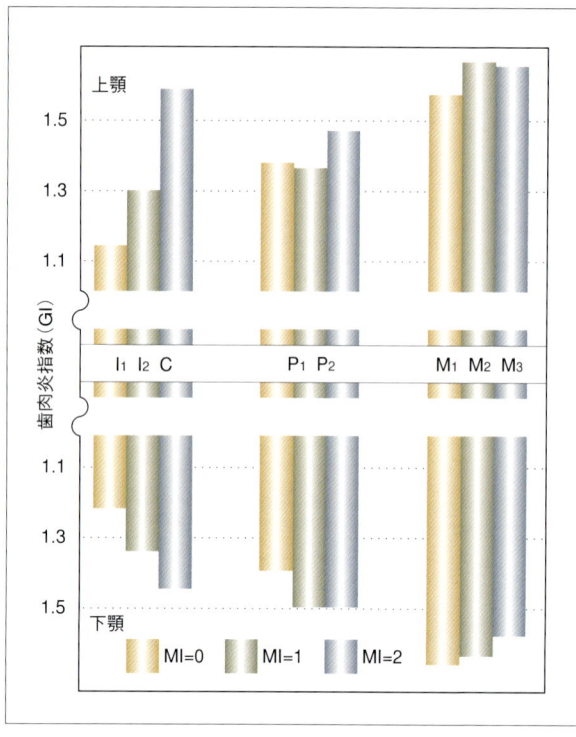

図1-1 不正咬合指数と歯肉炎指数との関連
I₁：中切歯，I₂：側切歯，C犬歯
P₁：第1小臼歯，P₂：第2小臼歯
M₁：第1大臼歯，M₂：第2小臼歯，
M₃：第3大臼歯
MI：不正咬合指数（Malalignment Index）
第1章#10の文献の図1より

1-2 不正咬合と歯周病

　叢生などの歯列不正が存在すると，歯垢の停滞や歯石の沈着が生じやすくなると考えられる[1]．歯垢や歯石の沈着は歯肉炎を誘発する重要な因子であり，また，歯垢や歯石の沈着で評価される口腔衛生状態と歯周病との間には，正の相関関係が報告されている[7]．このようなことから，不正咬合と歯周病との関連性が想像される．これについては，前歯部叢生と歯肉炎との間に関連性を認めたとする報告（図1-1）[8-11]や，オーバーバイト，オーバージェットと歯周病との間に，有意の相関を認めたという報告[12,13]がある．ところが，叢生と歯肉炎との間に関連性を認めないという報告[11,12,14-17]もあり，議論が残る．また，歯石の沈着と特定の各不正咬合型との間に，直接的な関連性は見いだされていない[18]（表1-1）．この理由として，歯石の形成には，さまざまな因子（口腔清掃状態，食物，唾液の流出率など）が絡んでおり，個人差が大きいことがあげられる．

　不正咬合者と正常咬合者を，20年にわたって縦断的に比較した研究[5]では，歯周病は，叢生（特にオーバージェットとクロスバイト）と関連して，上顎で頻繁に認められたが，

表1-1 歯石の沈着および歯肉炎の発現率に関する各不正咬合型群と対照群(122名)との比較

比較を行った被験者群	Z 値		
	歯 石	歯肉炎	
	有	上 顎	下 顎
対照群 vs. 不正咬合群全体(259名)	−0.326	−3.581**	−4.155**
対照群 vs. 上顎前突複合群(45名)	−0.960	−4.584**	−4.163**
対照群 vs. 過蓋咬合群(37名)	−1.805	−2.544	−2.253
対照群 vs. 叢生群(83名)	0.910	−2.399	−3.590**

＊：P＜0.01で統計学的に有意な差がある．
＊＊：P＜0.001で統計学的に有意な差がある．
第1章＃18の文献の表4より

下顎ではそのような傾向はなかった．しかし，下顎前歯部の叢生と同部の歯周病との関連性を指摘する報告もある[9-18]．歯の位置異常が存在することにより，正常ではあまり刺激を受けない歯肉部位に食物が強く衝突したり，自浄作用の低下，食物の停滞，沈着を招くと考えられる．

　歯周組織の健康状態に，咬合状態がどのような影響を及ぼすのかということは，矯正歯科臨床上も興味深い問題であるが，以上のように，必ずしも一致した見解は得られていない．口腔衛生状態を決定する要因は多岐であるため，口腔衛生状態には大きな個人差がみられる．咬合状態が歯周組織に及ぼす影響を考える場合には，できるだけ均質で，かつ口腔衛生状態が良好にコントロールされている集団を対象に調査することが望ましい．このようなコンセプトに基づいて行われた調査[18]で歯肉炎の発現率をみてみると，上顎前突に過蓋咬合や叢生を合併した上顎前突複合群では，上下顎ともに正常咬合者より有意に歯肉炎の発現率が高かったが，過蓋咬合群では，対照群との間に有意の差はみられなかった(表1-1)．DittoとHall[19]も，歯周病の発症には前歯部叢生が重要な因子であり，過蓋咬合は関係しないと述べている．また，Emslie[20]は，オーバーバイトよりもオーバージェットの過大が，歯周病の要因となる可能性を述べており，Gouldら[16]は，歯周病には，歯の唇側転位や舌側転位，叢生よりも，オーバーバイト，オーバージェットの過大，空隙が深く関係していると述べている．これらのことから，オーバージェッ

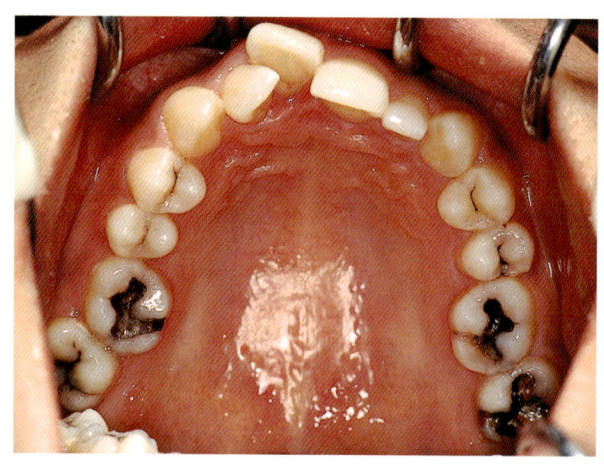

図1-2 下顎前歯切縁が上顎の口蓋側歯肉へ噛み込んで誘発された炎症

トの過大に過蓋咬合が合併されることにより，下顎前歯切縁が上顎の口蓋側歯肉へ噛み込み，その結果として炎症が誘発されると考えられる[18]（図1-2）．さらに，上顎前突に叢生という因子が加わると，歯肉炎をより一層誘発しやすい環境になると考えられる．歯の不正配列により，口腔粘膜に外傷を与えるような接触が認められる場合，矯正歯科治療はたいへん有効であり[21]，このような接触を取り除くことは，歯周組織の健康にとって非常に重要である．

　一方，歯肉の炎症状態に強く影響する因子は，叢生そのものよりも付着している歯垢であることを示唆する報告がある[11]．その調査では，歯間の清掃を中断し歯垢が付着すると，歯の配列状態に関係なく歯肉炎の徴候が現れ，デンタルフロスの定期的な使用を再開すると，プラーク指数と歯肉炎指数は共に減少した（図1-3）．

　さらに，定期的に通院し，矯正歯科治療を受ける，あるいは，口腔衛生指導を受ける機会をもてば，口腔衛生に対する意識は高められると考えられる[22]（図1-4）．プラークコントロール指導下で矯正歯科治療を受けた患者の口腔衛生状態は，初診時に比べ改善することが示唆されており[23]，また，矯正歯科治療経験を有する群と，有しない群との間で，歯肉炎指数とプラーク指数を比較したところ，治療経験を有する群の方が，そのスコアは小さかった[24-26]．また，保定終了後，約4年経過した者をリコールして，口腔衛生状態を調査したところ，その状態は良好で，動的治療中の装置の種類および数には影響されなかったと報告されている[27]．このような結果が生じた理由として，口腔衛生

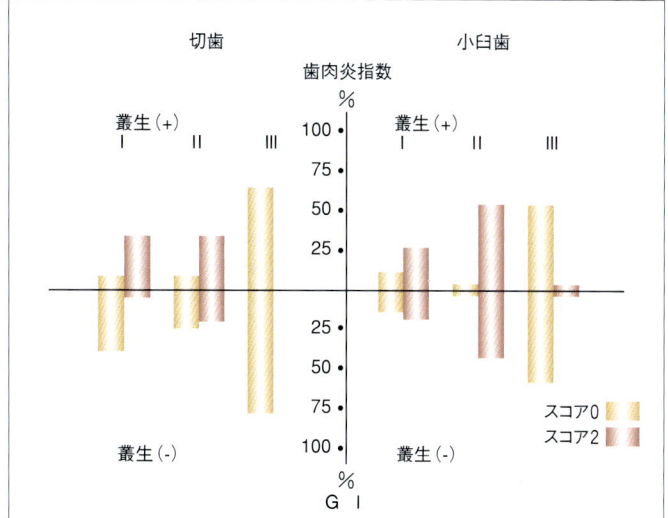

図1-3 歯の配列状態および口腔清掃法が歯肉の状態に及ぼす影響
Ⅰ：最初の検査
Ⅱ：歯間清掃中止後40日目での検査
Ⅲ：歯間清掃再開後140日目での検査
第1章#11の文献の図2より

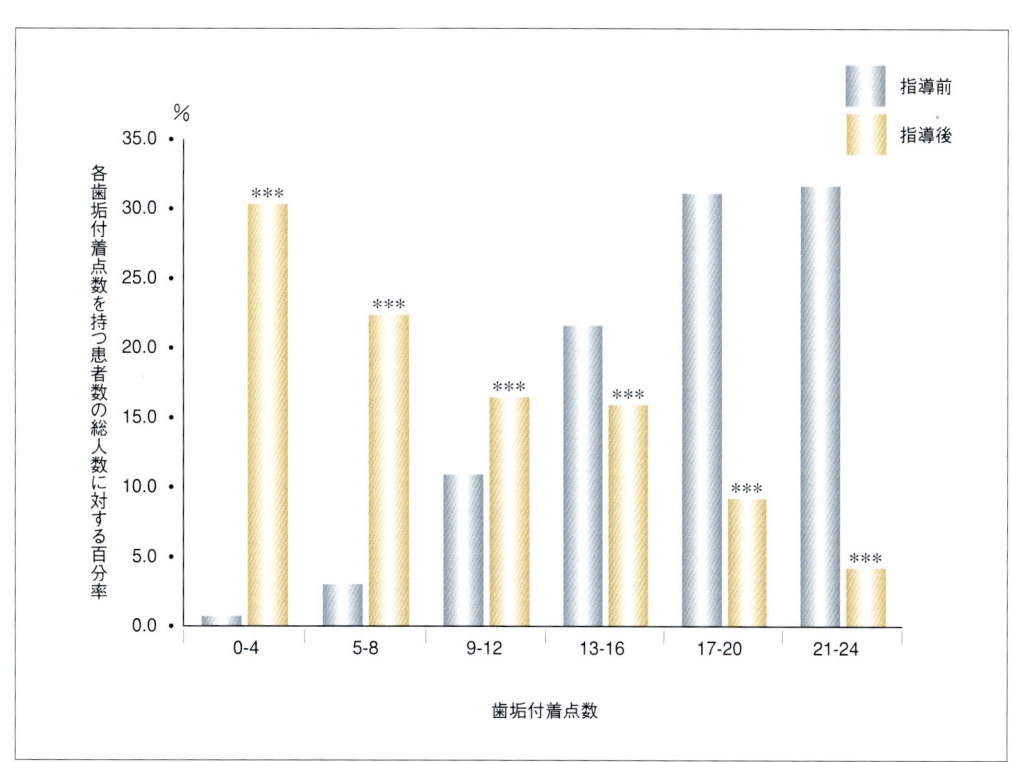

図1-4 プラークコントロール指導前後の歯垢付着点数の変化
第1章#22の文献の図1より

に対する意識の向上と動機づけが，矯正歯科治療を通じてなされたと考えられる．あるいは，矯正初診患者は歯列不正を有しているが，本来，口腔衛生意識が高いのかもしれない[28]．以上を考えあわせると，歯の不正な配列は，口腔衛生状態が平均レベルを下回っている場合においてのみ，歯周病の発症に大きく関与するのであろう．

　口腔衛生状態が良好であれば，歯周治療と歯の圧下を組み合わせて行うことにより，新たな付着が得られ，歯周組織の状態が改善されることが期待される[29]．また，補綴前処置として下顎の大臼歯を直立させることは，反対意見もあるが，歯周組織の状態を改善することにつながると思われる．矯正歯科治療がそれ自身単独で，歯や歯周組織の健康の維持や回復に効果があるかどうかは科学的には実証されているとはいえない．しかし，歯垢の除去を容易にし，良好な口腔衛生状態をつくりやすくするのに，矯正歯科治療は有益といえるであろう．

参考文献

1. Griffiths, G.S. and Addy, M., Effects of malalignment of teeth in the anterior segments on plaque accumulation. J Clin Periodontol, 8: 481-490, 1981.
2. Miller, J. and Hobson, P., The relationship between malocclusion, oral cleanliness, gingival conditions and dental caries in school children. Br Dent J, 111: 43-52, 1961.
3. Silness, J. and Roynstrand, T., Relationship between alignment conditions of teeth in anterior segments and dental health. J Clin Periodontol, 12: 312-320, 1985.
4. Helm, S. and Petersen, P.E., Causal relation between malocclusion and caries. Acta Odontol Scand, 47: 217-221, 1989.
5. Helm, S. and Petersen, P.E., Causal relation between malocclusion and periodontal health. Acta Odontol Scand, 47: 223-228, 1989.
6. Oliver, R.G., Oliver, S.J., Dummer, P.M., Hicks, R., Kingdon, A., Addy, M. and Shaw, W.C., Loss of the first permanent molar and caries experience of adjacent teeth. Community Dent Health, 9: 225-233, 1992.
7. 高期興氏：学童における歯垢と歯肉炎および齲蝕についての相関, 口腔衛生会誌, 21: 78-79, 1971.
8. 松本光生：歯科矯正治療が歯周疾患に及ぼす影響—毛細血管観察法による研究, 日矯歯誌, 27: 1-22, 1968.
9. 長浜満男：成人女子におけるOFIを構成するindexと口腔衛生状態，歯周疾患および齲蝕に関するindexとの関係について—特に性別の比較, 歯学, 62: 551-563, 1974.
10. Ainamo, J., Relationship between malalignment of the teeth and periodontal disease. Scand J Dent Res, 80: 104-110, 1972.
11. Ingervall, B., Jacobsson, U. and Nyman, S., A clinical study of the relationship between crowding of teeth, plaque and gingival condition. J Clin Periodontol, 4: 214-222, 1977.
12. Geiger, A.M., Wasserman, B.H. and Turgeon, L.R., Relationship of occlusion and periodontal disease. 8. Relationship of crowding and spacing to periodontal destruction and gingival inflammation. J Periodontol, 45: 43-49, 1974.
13. Reitan, K., To what extent can orthodontics be a contributory factor in the treatment of periodontic cases? Norske Tann. Tid., 70: 476-481, 527-533, 1960.
14. Buckley, L.A., The relationship between malocclusion and periodontal disease. J Periodontol, 43: 415-417, 1972.
15. Forsberg, A., A clinical study of the periodontal tissues of the upper incisors in two age groups. Acta. Odontol. Scand., 9: 8, 1951.
16. Gould, M.S.E. and Picton, D.C.A., The relation between irregularities of the teeth and periodontal disease. Brit. Dent. J., 121: 20-23, 1966.

17. Buckley, L.A., The relationships between malocclusion, gingival inflammation, plaque and calculus. J Periodontol, 52: 35-40, 1981.
18. 栗山玲司, 高田健治, 北井則行, 保田好隆, アン ヴェルドンク, 作田 守：咬合型別にみた歯石沈着の有無および歯肉炎の発現率について；思春期女子を対象とした疫学的研究, 近東矯歯誌26: 130-135, 1991.
19. Ditto, W.S. and Hall, D.L., A survey of 143 periodontal cases in terms of age and occlusion (Abst). Am. J. Orthod., 40: 234, 1954.
20. Emslie, R.D., The incisal relationship and periodontal diseases. Paradontolgie, 12: 15-22, 1958.
21. Poulton, D.R., Correction of extreme deep overbite with orthodontics and orthognathic surgery. Am J Orthod Dentofacial Orthop, 96: 275-280, 1989.
22. 日浅 敬, 山本照子, 高田健治, 川上正良, 反橋由佳, 作田 守：矯正治療に際して行ったプラークコントロール指導が齲蝕活性及び歯垢付着状態に及ぼす影響, 阪大歯誌 37: 434-439, 1992.
23. Kawakami, M., Yamamoto, T., Nakamura, O., Nakagawa, K., Sorihashi, Y., Takada, K. and Sakuda, M., 52: 301-305, 1993.
24. Davies, T.M., Shaw, W.C., Worthington, H.V., Addy, M., Dummer, P. and Kingdon, A., The effect of orthodontic treatment on plaque and gingivitis. Am J Orthod Dentofacial Orthop, 99: 155-161, 1991.
25. Feliu, J.L., Long-term benefits of orthodontic treatment on oral hygiene. Am J Orthod, 82: 473-477, 1982.
26. Southard, T.E., Cohen, M.E., Ralls, S.A. and Rouse, L.A., Effects of fixed-appliance orthodontic treatment on DMF indices. Am J Orthod Dentofacial Orthop, 90: 122-126, 1986.
27. 三間雄司, 山本照子, 高田健治, 中村 修, 岩崎万喜子, 作田 守：矯正治療中にプラークコントロール指導を受けた患者の治療後の口腔衛生状態：OHI-C index, OHI-D index, PMA Index, 齲蝕活動性試験, DMF歯数について, 近東矯歯誌, 27: 69-75, 1992.
28. 中村 修, 山本照子, 高田健治, 日浅 敬, 三間雄司, 作田 守：矯正治療前の患者の歯垢付着状態, 齲蝕活動性およびDMF歯数－大阪大学歯学部附属病院矯正科での調査－, 近東矯歯誌, 27: 99-105, 1992.
29. Melsen, B., Agerbaek, N., Eriksen, J. and Terp, S., New attachment through periodontal treatment and orthodontic intrusion. Am J Orthod Dentofacial Orthop, 94: 104-116, 1988.

第2章　う蝕罹患に関するリスクファクター

　う蝕は，脱灰，均衡，再石灰化の間を揺れ動く動的なプロセスである．エナメル質は，カルシウムおよびリン酸イオンで飽和されている唾液との間で，動的な平衡状態を保っている．歯垢の付着している部位では，食事中の糖質が歯垢細菌の酵素の働きにより分解され，その結果，酸が産生されて局所のpHは低下する．このような状態では，カルシウムおよびリン酸イオンは急速に不飽和となり，これらのイオンがエナメル質から溶出していき，脱灰が生じる．細菌による酸の産生量の減少や，唾液の緩衝作用，浄化作用，抗菌作用などにより，pHが再上昇すると，唾液中から先ほどのイオンがエナメル質に再び沈着する．つまり，イオンバランスは再石灰化へ傾くことになる．フッ素が存在すると，この傾向が特に強められる．エナメル質表層付近のイオンバランスが脱灰方向へ一定期間傾くと，エナメル質結晶は表層下での脱灰を最初に起こすが，この段階では，表層には比較的健全なゾーンが残っている．組織中には潜在的な空隙が生じ，多孔性となる．歯の白斑は，このような脱灰により，エナメル質の光学特性が変化した結果である（図2-1）．このような初期のう蝕病変は，状況が変化し，口腔内のpHを低下させずに，カルシウムおよびリン酸イオンが十分に存在すれば，回復が可能であり，進行停止しうる．つまり，イオンバランスが再石灰化へと変化すれば，エナメル質表面の白斑は再石灰化により修復されうる[1, 2]．そのため，診査目的としてプローブを使用する際に

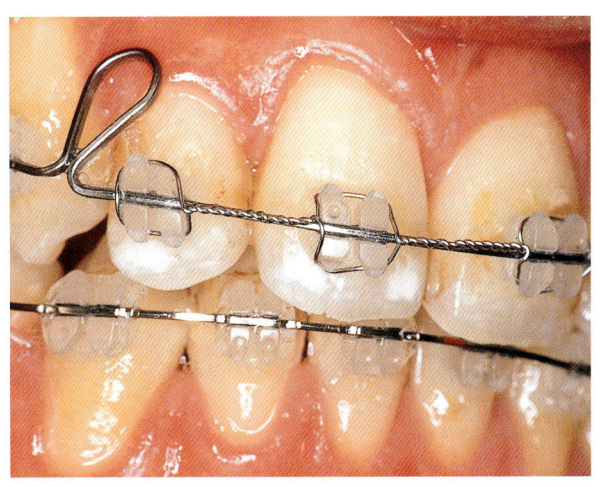

図2-1　エナメル質に生じた白斑

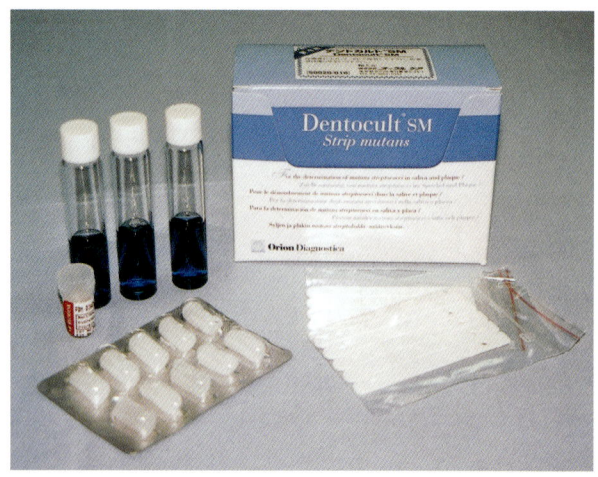
図2-2 デントカルトSM

は，歯を突き刺すように用いてはならない．不注意なプローブの使用は，部分的に脱灰した組織を破壊し，細菌の伝播，再石灰化の阻害，健康歯質の破壊などの不可逆的な問題を生じてしまうからである．脱灰作用がさらに継続すると，エナメル質表層の支持が失われ，ウ窩が形成されることになる．

う蝕の診査には，レントゲン写真，電気診（カリエスメーター）[3]，光線を利用したFiber-optic Transillumination Probeと呼ばれる専用機器[3]，レーザー光線と蛍光染色剤による咬合面う蝕検知法[4] などが利用される．

以下に，う蝕発生に関するリスクファクターについて，述べていくことにする．

2-1 う蝕原因菌

ミュータンス・レンサ球菌（S. mutansおよびS. sobrinus）および乳酸桿菌はう蝕の主要原因菌である．口腔内のう蝕原因菌の数を減少させることが，う蝕を予防あるいはコントロールしていく上で，大切な要因となる[5]．

2-1-1 ミュータンス・レンサ球菌の数

唾液中のミュータンス・レンサ球菌の数を調べるテストに，1989年にフィンランドで開発されたデントカルトSMがある[6]（図2-2）．ミュータンス・レンサ球菌は，多くのサブグループをもち，ヒトではS. sobrinusとS. mutansの二つが主に認められるが，このミュータンス・レンサ球菌テストでは，存在しているミュータンス・レンサ球菌のサブ

グループまではわからない．菌数は，テストストリップに付着しているコロニーに基づいて判定される．コロニーの付着したストリップは保存ができ，以降の検査結果との比較が可能である．

　手法―1）パラフィンワックスを噛んで唾液の分泌を促し，口腔内に貯留しているミュータンス・レンサ球菌を洗い流す．2）プラスチック製のへらを舌下部に挿入し，唾液でコーティングする．3）余剰な唾液は，軽く閉じた口唇からへらを引き抜きながら除去する．4）へらを培養液の入ったガラス管内に封入し，37度で2日間培養する．この培養液の中にはバシトラシンが含まれており，これによりミュータンス・レンサ球菌以外のほぼすべての細菌の増殖が阻害される．標準チャートを参照し，細菌の増殖程度をコロニーの密度(数)で評価する．また，テストの結果は存在する歯の数を考慮して判断する必要がある．

　ミュータンス・レンサ球菌の数が少なければ，新しいう蝕が発生する可能性は低いと考えられる[7]．ミュータンス・レンサ球菌はう蝕の主要な原因菌であるが，その定量的評価からの予測信頼性は乳歯列期の方が高い．乳歯でのう蝕経験は，その後の永久歯でのう蝕経験と関連しているが，その関連の強さは，う蝕活動性の低い者では強いが，う蝕活動性の高い者においては弱かった[8]．一方，永久歯列期では，多くのミュータンス・レンサ球菌が存在しても，う蝕の発生率がそれほど高くないことがある．フッ素塗布などの処置が，ミュータンス・レンサ球菌のう蝕原生を，弱めている可能性が考えられる．頻繁な低濃度フッ素塗布処置などにより再石灰化が促されれば，ミュータンス・レンサ球菌が多くても，必ずしもう蝕が発生するとは限らない．

　動的治療中の者，保定装置を装着中の者，保定を終了して装置を装着していない者，矯正歯科治療を受けていない者との間で，唾液中のミュータンス・レンサ球菌のレベルを比較した研究[9]によると，動的治療中の者においてのみ，ミュータンス・レンサ球菌レベルが上昇していた(図2-3)．このことから，動的治療中に上昇した菌レベルは，動的治療終了後に長期の影響をもたらすものではないといえる．しかし，動的治療中にはミュータンス・レンサ球菌を減少させる努力が必要といえる．そのためには，クロルヘキシジン[10-12]やキシリトールが有効である．ミュータンス・レンサ球菌は，酸性環境下での生育に適しているため，酸性環境を作らない対応が必要である．シュークロースを多く含む食品を減らし，また，間食を制限するなどの指導を行うべきである．

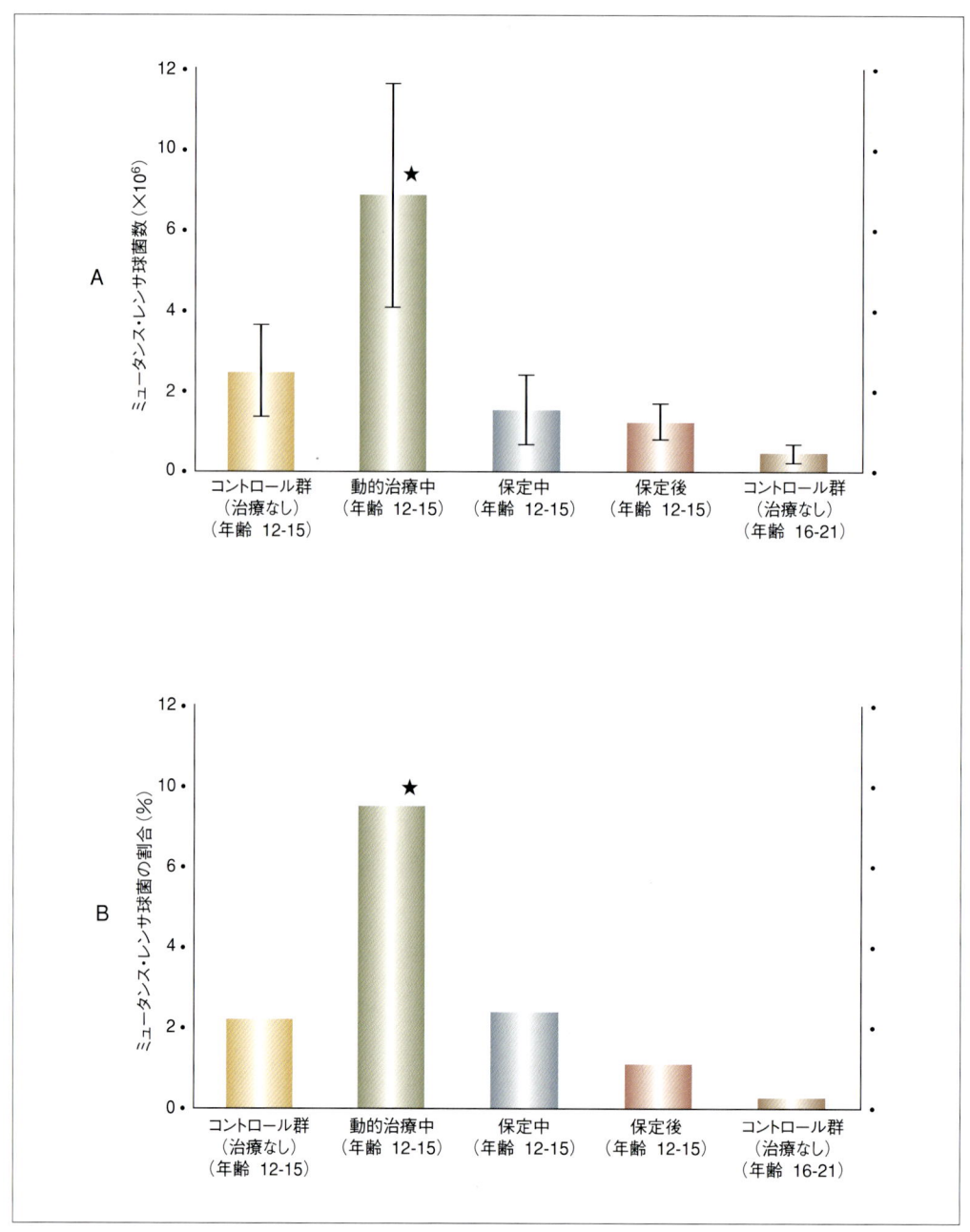

図2-3 矯正歯科治療とミュータンス・レンサ球菌レベル
A：唾液1ml中のミュータンス・レンサ球菌数，平均と標準誤差を示す．
B：唾液中のミュータンス・レンサ球菌の割合．
★：$P<0.05$
第2章#9の文献の図1, 2を改変引用

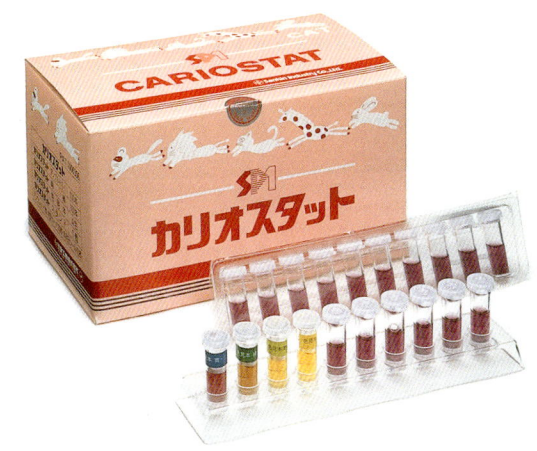

図2-4　カリオスタット

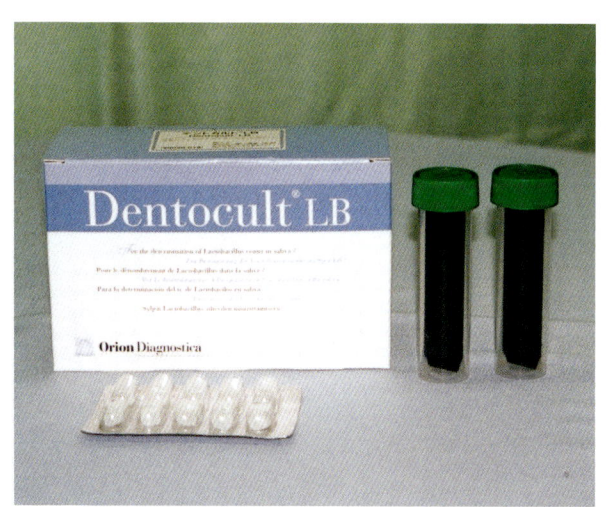

図2-5　デントカルトLB

2-1-2　ミュータンス・レンサ球菌の酸産生能

　現在わが国で最もよく用いられているう蝕活動性試験にカリオスタット[13]がある（図2-4）．歯垢中の細菌の酸産生能を測定するもので，わが国で開発された．ミュータンス・レンサ球菌を選択的に培養できるように作製された培地に，歯垢を投入して培養する．産生された酸によって，pHが変化するが，このpHの変化を，2種類のpH指示薬の色調変化を利用し，4段階に評価する．この評価は，採取される歯垢の量よりも，歯垢の質（菌叢）に依存する．

矯正歯科治療患者においても，プラークコントロールの指導を行えば，カリオスタット判定が低くなる傾向が認められる[14]．

2-1-3 乳酸桿菌の数

唾液中の乳酸桿菌の数を調べるテストには，1975年にフィンランドで開発されたデントカルトLBがある（図2-5）[15]．テストストリップに付着しているコロニーに基づいて判定される．

手法—1）パラフィンワックスを噛んで唾液の分泌を促し，唾液を試験管に採取する．2）キットの培養管から取り出した寒天培地のスライドに，採取した唾液を均一に流す．3）余剰な唾液を取り除き，スライドをキットの培養管に戻し，しっかりと蓋を閉める．4）37度で4日間培養する．標準チャートを参照し，細菌の増殖程度をコロニーの密度（数）で評価する．

乳酸桿菌は，グラム陽性，カタラーゼ陰性の非芽胞形成桿菌である．様々な大きさと形態，配列を呈する．多くの乳酸桿菌は通性嫌気性であるが，菌種によっては偏性嫌気性を示す．増殖時の最適pHが 5.5-5.8 またはそれ以下と低く，比較的低いpH環境で生育できる耐酸菌である．比較的強酸である乳酸をつくり，最低pHが4近くと低い（酸産生性）．そのため，う蝕部での歯が脱灰されるような低pHの環境でも生き残り，ほかの多くの細菌が活動停止あるいは死滅しても，酸産生を続けている[16]．乳酸桿菌は，う蝕の進行を促進する，あるいは，歯面に強固に付着する必要のない部分では，う蝕を発症させると考えられる．乳酸桿菌レベルが高いということは，炭水化物，特に二糖類の消費量が多いことを示しており，これは，う蝕の発生のリスクが高まっていることを間接的にではあるが意味する[17-19]．また，乳酸桿菌の数は，矯正装置の装着により増大し，装置の撤去により減少したと報告されている[20-21]．このような事実から，矯正歯科治療を受けようとする患者には，まず，この乳酸桿菌の数を概算し，その結果，乳酸桿菌の数が多ければ，これに対する対策を矯正歯科治療を開始する前に立てておくことが勧められる．生息部位を除去するため，ウ窩が存在すれば，修復治療を施し，不良修復物があれば再修復する．フッ化物の適用とあわせて，食事指導，特に糖質摂取に関する指導が必要となる．

う蝕のリスクをもった患者の選別は，ミュータンス・レンサ球菌の数と乳酸桿菌の数を合わせて評価すれば，より確実となる[22]．

2-2 う蝕経験

　主観的な判断ではあるが，臨床経験の豊富な歯科医は，視診のみで患者のう蝕罹患の危険性を正確に判断できると主張する．その患者のう蝕経験や小窩裂溝の形態も参考にした歯科医の判断予測は，かなり信頼性が高いと報告されている[23]．永久歯のう蝕経験を表す指標であるDMF指数は，う蝕発生のリスクの判断に参考にされることが多く，ほとんどの予防プログラムに取り入れられている．ただし，このようなう蝕経験に基づく判断というのは，実際にう蝕が生じた後に可能となるわけである．より有用な判断というのは，う蝕発生の前に行われるものである．固定式矯正装置は，中学生および高校生に装着されることが多いが，この年齢層では，第二大臼歯（特に下顎）にう蝕が発生しやすいので，注意が必要である[24]．

2-3 唾液の影響

　う蝕に関する唾液の保護的な効果は，分泌量，緩衝能，カルシウムとリン酸の濃度，種々の抗菌系など，いくつかの過程によって成り立っている[25]．唾液は，う蝕に対して内因性の防御因子として，必須のものであるといえよう．唾液の因子の中で唾液分泌量と唾液緩衝能は，臨床的にみると，う蝕の頻度と逆の相関をよく示すようである[26,27]．唾液の希釈作用は，唾液容量に依存し，歯垢のpHレベルも唾液流量によってコントロールされている[28]．唾液のpHや緩衝能[29]，口腔内の糖分洗浄作用[30-32]もまた，流量と密接に関係している[33-38]．このように，唾液の分泌量が低下すると，口腔の洗浄機能の障害，歯垢の持続的なpH低下が生じ，歯の再石灰化は不十分となる．歯垢の蓄積によるエナメル質の脱灰は，上顎前歯部，下顎臼歯部に一般に見られるが，この部位は，唾液が作用しにくい部位とも考えられる．

　唾液中の酵素やイオンを調べるのに比べ，単位時間あたりの唾液分泌量や唾液の緩衝能を調べることは，容易である．う蝕の予防に関する問診的な情報と臨床的な知見を補うのに用いるとよい．

2-3-1 分泌量

　理論的には，分泌量が多ければ多いほど，ミュータンス・レンサ球菌の増殖およびその歯面への付着は抑制されると考えられるが，唾液の量とう蝕の進行との関係は，はっきりと証明されていない[39-40]．しかし，唾液分泌に重度の機能障害が認められる場合，

う蝕に対する抵抗因子としての唾液の重要性は明らかとなる．口腔乾燥の患者では，う蝕罹患率が増大し[41-43]，また，ミュータンス・レンサ球菌や乳酸桿菌などの耐酸性や酸産生性の菌のレベルは高くなる[44]．また，特定の唾液腺からの唾液分泌の欠如は，局所的なう蝕好発率と関連している[45]．

唾液分泌量は個人差が大きく，その測定結果からは，う蝕のリスクを大まかにしか把握できない．しかし，簡便に測定できるという大きな利点がある．乳酸桿菌のテスト用に唾液を採集すれば，分泌量も同時に測定できる．

一般に，女性は男性よりも唾液腺が若干小さく[46, 47]，そのため，唾液分泌量も少ない[33, 35-37, 48-50]．子供や青年のデータでも，一定して女性の方が男性よりも唾液流量は小さい[29, 34, 38, 51]．また，子供は唾液腺が十分には形成されていないため，唾液分泌量も青年や成人より少ない[34, 51]．唾液流量の面では，唾液腺は15歳までに十分な発育を遂げるようである[51]．

唾液分泌量は患者の摂取する薬物により影響される．唾液の分泌は，少なくとも副交感神経と交感神経により制御されているため[52, 53]，様々な薬物が唾液量に影響を及ぼすことは驚きではない．唾液分泌減退や口腔乾燥は薬物の最も一般的な副作用である[35]．唾液分泌を抑制する薬物には，抗コリン作動性薬（消化管の働きを阻害），抗ヒスタミン剤（アレルギーに対して用いられる），鎮静剤，神経弛緩薬（神経性疾患，たとえば精神分裂病に対して用いられる）があげられる．食欲抑制剤，利尿剤などの降圧薬，細胞毒性の薬物などでも分泌量は減少する．これらの薬剤のいくつかは，抗ストレス剤として用いられるが，ストレス自体も，アドレナリン分泌やその他の因子により，唾液分泌量を減少させるので，影響が大きいと考えられる．最近では，こうした薬剤を服用している矯正患者も増えつつあるので，問診で確認しておくことが重要である．

唾液腺機能に影響する疾患には，シェーグレン症候群[54-57]，膠原病[58]，全身性エリテマトーデス[59]，リューマチ患者[60]，甲状腺疾患[61, 62]などが報告されている．

2-3-2 緩衝能

唾液の緩衝システムが酸を中和できる程度を表す．ヒト唾液の緩衝能は，炭酸/重炭酸塩システム，リン酸塩システム，タンパク質という3つの緩衝システムから成っている．このうち，最も重要なのが炭酸/重炭酸塩システムである[63, 64]．測定pHの値は，唾液の採取法ならびに測定までの時間間隔により左右される．安静時唾液中では，重炭酸塩の濃度は刺激唾液中よりも著しく低く，そのため緩衝能は低くpHは低下しやすい[64]．

安静時ならびに刺激時の全唾液の両方について，その緩衝能は男性に比べて女性で顕著に低い．これは，女性の方が唾液の分泌量が少ないことと関連していると考えられる．分泌率の低下は，重炭酸塩濃度の減少とそれによる緩衝能の低下を引き起こす．歯垢への重炭酸塩の拡散が低下すると，炭水化物摂取後の歯垢pHの低下を阻止する唾液の作用は小さくなると考えられる[32, 65, 66]．

緩衝能の測定も，分泌量の測定と同様，う蝕のリスク度の高い患者を識別するのに，補助的な役割を果たすのみである．唾液の緩衝能と唾液の分泌能との間には正の相関があり，唾液の量が増えれば，う蝕および歯周病原因菌は減少する．

2-3-3　酵素とイオン

グルコシルトランスフェラーゼ活性は，う蝕の発生と関連するといわれている．しかし，この関連性は間接的であり，複合的である[25]．インベルターゼやペルオキシダーゼは，栄養学の研究において，その酵素活性とう蝕との間に間接的な関連性が認められた酵素である[25]．唾液中に認められる高いインベルターゼ活性は，ほとんどの場合，ショ糖を多く消費した結果として生じたものである．そのため，唾液のインベルターゼ分析は，食習慣の改善を試みている患者において，歯垢中の微生物組成の変化を調べるのに有用である．すなわち，"砂糖好きな患者の協力度"を評価できる．インベルターゼ濃度は食品中の糖質タイプにおおいに関わっており，インベルターゼ活性の高さは，歯垢や唾液中の乳酸菌やミュータンス・レンサ球菌の多さと，平行することが多い．しかし，インベルターゼ濃度は，かなり個人差が大きく，インベルターゼ測定による診断を確実にするには，長期間の観察が必要である．

フルオロアパタイトとリン酸の飽和度を，ミュータンス・レンサ球菌と乳酸桿菌の定量データと共に分析すると，う蝕を精度よく予測できるといわれている[17]．う蝕のリスクを判断するには，う蝕の病因論から考えても，う蝕を発生させる因子（細菌）と防御因子（フルオロアパタイト）を評価することは理にかなっている．防御機構が十分に強ければ，ミュータンス・レンサ球菌と乳酸桿菌が存在していても，う蝕の進行は阻止できると考えられる．

2-3-4　免疫グロブリン

細菌の付着との関連で，IgA抗体は，口腔内からミュータンス・レンサ球菌の排泄を促す，あるいはエナメル質への細菌の付着を妨げる可能性をもっている[67-68]．

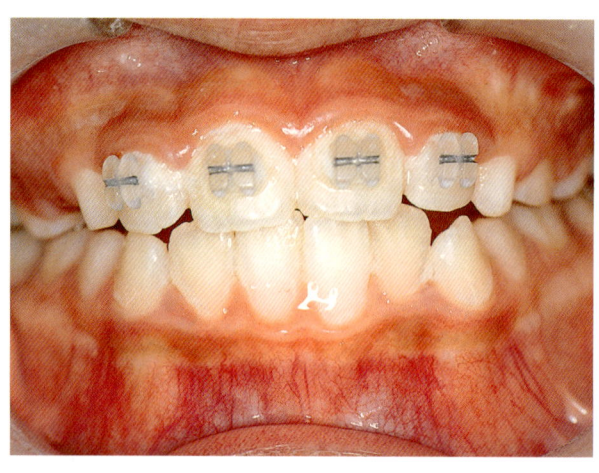

図2-6　ブラケット周囲の歯垢

2-4　矯正装置の影響

　治療期間と脱灰の発現頻度との間に正の相関関係が認められている[69]．特に，2年を過ぎると，リスクは高くなる．しかし，このような脱灰は，貯留している歯垢の量よりも，歯垢中の細菌叢の変化に伴って，う蝕原性が増したために生じると考えられる．特に，酸産生能の高い細菌が増殖し，また，細胞内外のポリサッカライドが増大するといった変化が引き起こされるため，う蝕が発生しやすくなる[70]．このとき同時に，再石灰化に必要とされるカルシウムおよびリン酸のイオン濃度が低下する[71]．

　大臼歯の隣接面は衛生的に保つのが容易でなく，ミュータンス・レンサ球菌はその部位にコロニーを形成しやすい．そのため，大臼歯の隣接面は，咬合面と同様，特にう蝕に罹患しやすい[72]．大臼歯に，矯正装置を装着することは，う蝕発生のリスクの高いこのような部位の状況をますます悪化させることになる．

　固定式装置は，口腔内清掃時に撤去できないので，口腔内環境に大きな影響を与える．固定式装置を装着した患者は，非装着者と比べて，歯が脱灰されるリスクは3倍近くであったとの報告がある[73]．そのため，矯正装置にも工夫が必要であり，口腔内清掃の仕方にも工夫と努力が必要とされる．歯垢は，セメントが流れ出したバンドの下や接着材料の部分[74,75]，また，ワイヤーの下やブラケットの歯肉側で，特に停滞しやすい（図2-6）．隣接面部およびブラケット周囲の歯面は，う蝕に罹患する危険が最も高いといわれている[73]．

第2章 う蝕罹患に関するリスクファクター

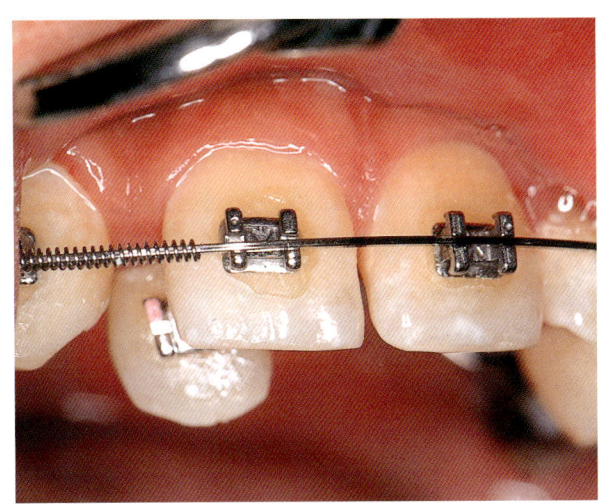

図2-7 ブラケット周囲の余剰レジン

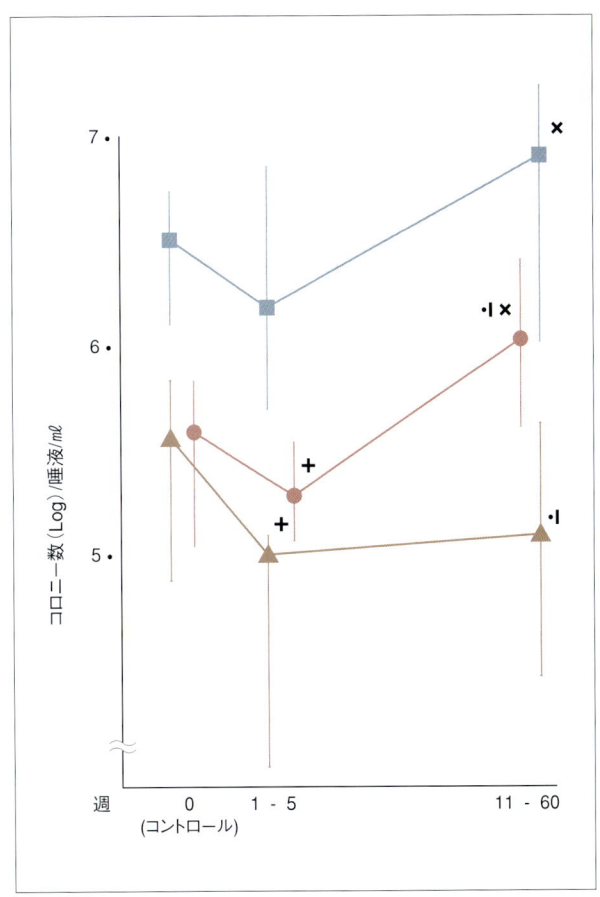

図2-8 バンド装着に伴う唾液中のミュータンス・レンサ球菌レベルの変化
中央値と分布範囲で示す．
■，● ：バンド装着8歯以上．
▲ ：バンド装着2－4歯．
＋：P＝0.04，コントロールと比べて1－5週で減少．
×：P＝0.02，コントロールと比べて1－5週で増加．
·I：P＜0.001，バンドの装着数により．有意の差．
第2章#78の文献の図1より

固定式装置は，乳酸桿菌の増殖に理想的な条件を与える．つまり，バンドやブラケットなどの装着により，乳酸桿菌が停留し増殖できる部位が拡大するのである[21]．これは，ミュータンス・レンサ球菌にも，程度は低いがあてはまる[9, 76-78]．

　ブラケットに関しては，ベースの小さなものを使用し，余剰レジンを注意深く除去することが，歯肉の健康維持を助ける（図2-7）．ボンディング時に，ブラケットのベース部分がレジンで完全にカバーされていなければ，そのギャップ部分でう蝕は急速に進行する．その進行部位には目が届かないので，対処が遅れてしまうことが多い．ブラケットを歯面に置く前に，ベース面の全体に一層のレジンが行き渡っていることを，確認しておくことが必要である．また逆に，エッチング処理された歯面の範囲を超えて，レジンが残存すると，そのレジンと歯面の間にギャップが生じる．そのギャップに面する歯面では，急速な脱灰により，二次う蝕が生じやすい．

　バンドやブラケットの数が増えると，唾液中のミュータンス・レンサ球菌の数はほぼ指数関数的に増大し（図2-8），また，バンド装着歯に隣接するバンド非装着歯から採取した歯垢中においても，細菌数の増大が認められるようになった[78]．これは，感染レベルが高くなったことを意味する．バンド装着に伴う歯垢中の細菌叢の変化が報告されている（図2-9）[76]．矯正治療のために抜去されることが決まった歯に，ある期間バンドを装着し，抜去後に組織学的に観察した実験によると，エナメル質の溶解はミュータンス・レンサ球菌が分離される頻度と関連するという[79]．そのためバンド装着歯を健全に保つには，定期的に，歯垢を器械的に除去することが必要である[80]．

　バンドに関しては，う蝕予防のために，辺縁を歯肉縁下におかないことを，多くの歯科医は勧めている．バンド装着に伴う二次的なう蝕の防止には，フッ素塗布[81, 82]あるいはフッ素イオン徐放性のグラスアイオノマーセメントの使用[83-85]が効果的である．フッ化ナトリウムの局所塗布とブラッシング指導をきちんと行えば，エッジワイズ装置による矯正歯科治療において，う蝕発生はわずかである．また，そのほとんどはフッ素塗布により再石灰化される，あるいはわずかな研磨により修正されうる程度のものである[86]．バンドは歯面を覆うことで防護的に作用するとも考えられる．しかし，バンド装着に伴う問題を忘れてはならない．そのほとんどは，バンドが緩むか，バンドと歯面の不適合によりセメントラインが大きく露出したために生じる[76]（図2-10a, b）．セメント溶解後に生じたスペースには歯垢が貯留しやすく，う蝕発生のハイリスクをともなう．バンド

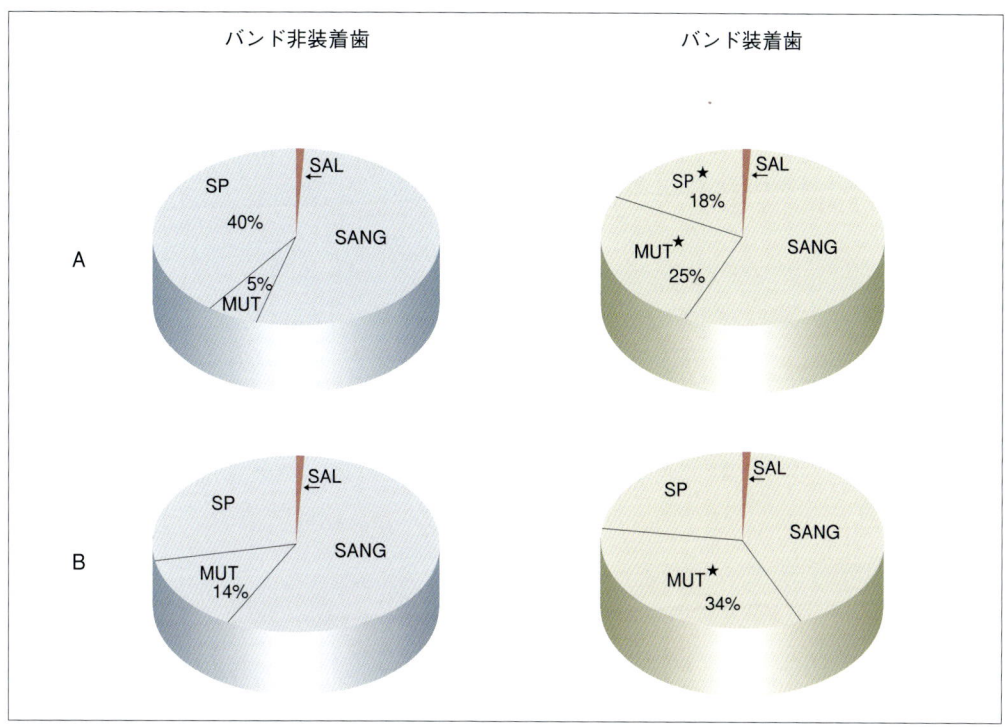

図2-9　バンド装着に伴う歯垢中の細菌叢の変化
A．頰側面および舌側面から歯垢を採取．B．隣接面から歯垢を採取．
SANG：S. sanguis，MUT：S. mutans，SAL：S. salivarius，SP：それ以外のレンサ球菌群．
★：P＜0.001，バンド装着による有意の差．
第2章＃76の文献の図2，3を改変引用

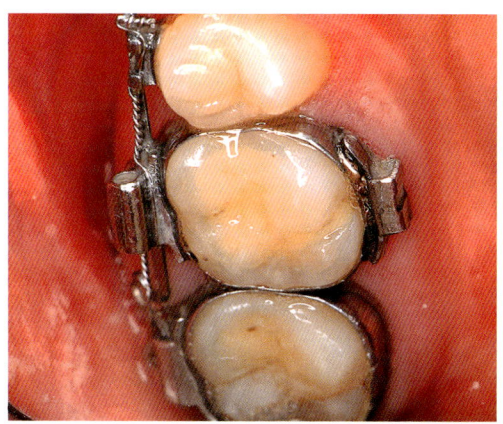

図2-10a　バンド装着歯（適）

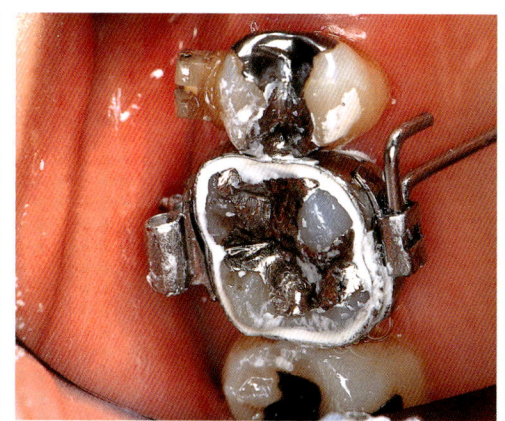

図2-10b　バンド装着歯（不適）

と歯面の間にスペースが存在すると，う蝕の進行が急速であることが実験的に明らかにされている[87]．このようなリスクを避けるには，バンドと歯の境界を覆うようにシーラントをすればよいと勧める報告もある[88]．

　ヘッドギア装着時に使用する上顎大臼歯のバンドには，強い外力が加えられるので，バンドが緩みやすい．したがって，バンドが緩んでいないかどうかは，患者が来院すれば必ず確かめなければならない．上顎大臼歯のバンドは緩んでいなくても1年毎に新しいものに取り替え，その際にう蝕や歯周疾患に罹患していないかをチェックすることが勧められる．

2-5　矯正治療中の飲食の管理

　糖質が歯垢細菌の酵素の働きにより分解されて酸が産生されると，局所のpHは低下する．その結果，エナメル質から，カルシウムおよびリン酸イオンが溶出していき，脱灰が生じる．このような状況を避けるには，糖質制限，代用甘味料の使用，間食の回数・時間の適正化など飲食面での改善をはかり，口腔内にショ糖が滞留する時間を減らすことが重要である．ショ糖摂取が歯垢中のpHにおよぼす影響（ステファンカーブ）が調べられている[89]．ショ糖の摂取により歯垢中のpHは低下し，その状態は30分間持続する．そのため，ショ糖の摂取が頻繁になると，歯は酸による脱灰作用を受けやすくなるといえる．このことは，ショ糖を含む間食の回数とともにう蝕経験が増すという報告からも裏づけられる[90]．ショ糖が歯垢中で分解されて，歯垢のpHが低下しても，唾液の働きで歯垢pHが食後に上昇し，再石灰化が生じる十分な時間が確保されれば，う蝕の発生は防止できると考えられる．しかし，間食が頻繁になると，再石灰化が間に合わず，う蝕の発症へと至ることになる．う蝕を予防するには，ショ糖を知らず知らずのうちに摂取することを避けなければならない．そのためには，ショ糖を含む飲食物をはっきりと認識しておく必要がある．特に矯正患者では，口腔内装置の影響で，口腔内にショ糖が滞留するリスクが高まるので，間食を控えめにし，ダラダラ食べない，甘いものは食後のデザートにする，唾液の分泌量が低下する就寝前に食べない，などの指導がたいへん重要となる．さらに，砂糖添加食品は避け，キシリトールなどの代用甘味料が使用されている食品をできるだけ摂取するように指導することが大切である．

　う蝕予防の観点からは，ショ糖などう蝕誘発性の成分がどれくらい含まれているか，

表示成分を確認する習慣をつけるように保健指導するのが望ましい．1996年に「栄養表示基準」が定められ，ショ糖の量は一般表示事項に表示されるようになっている．また，1991年に「特定保健用食品」が制定されているので，これも食品を選択する際に目安となる．

う蝕誘発性の食品とは，粘着性非水溶性グルカン合成の基質であるショ糖を含み，歯垢形成を促す食品，あるいは酸産生菌が多い歯垢中で発酵され有機酸となる糖を含む食品といえる．ミュータンス・レンサ球菌はショ糖を基質として，粘着性の強い非水溶性グルカンを合成し，それを介して歯面に固着し，う蝕原性の歯垢を形成する．う蝕予防には，う蝕の病因論からみても，ショ糖の摂取制限は最も有効な手段のひとつと考えられる．そのため，さまざまな代用甘味料（人工甘味料，糖アルコール，ショ糖構造異性体，オリゴ糖）が開発されている．う蝕予防のための代用甘味料の性質として，プラーク細菌によって代謝されないという特性が要求される．ショ糖に代わる代用甘味料として，糖アルコールやオリゴ糖が注目されている．歯垢形成に関係する性質として，グルカン合成反応の基質になるか否か，グルカン合成酵素に対して阻害作用をもつか否かが問題となるが，オリゴ糖はグルカン合成酵素を阻害する作用をもつ．一方，糖アルコールにはその作用はない．

最近注目されているキシリトールは，白樺や樫などの樹木から採取した成分を原料とする天然素材の甘味料である．糖アルコールの一種で，1997年に食品添加物として指定を受けている．味質は糖アルコールの中では非常に良いようである．しかし，大量に摂取すると，下痢をすることがある．ガム，キャンディなどの食品が数多く市場に出回っている．キシリトールガムを噛むことができない矯正患者では，タブレットを口腔内に長時間とどめておくようにするとよいであろう．歯面に付着した粘着性の歯垢は，キシリトールによって，その粘着性が低下すると考えられる．キシリトール配合オーラルケア商品も流通している．さらに，キシリトールを加えると，フッ素の効果が増すとも言われている[91, 92]．しかし，キシリトールによるう蝕予防法は，ブラッシングやフッ素の応用，正しい食生活に取って代わるものではない．これらを補足して効果を高めるための材料であると認識しなければならない．

矯正歯科治療を開始する前に，その患者の食習慣を把握しておくことが望ましい．正確で客観的に食習慣を把握することはたいへん困難であるが，一般に利用されている方

表2-1 う蝕罹患に関するリスクの評価基準

評価	既往症	考慮すべきデータ						
		エナメル質の抵抗性	う蝕活動性	う蝕	口腔衛生状態	飲食の記録	口腔細菌の構成	唾液
カリエス・リスク小（予後—良）	う蝕を促進するような全身疾患や、唾液分泌に影響を及ぼす薬剤服用がない。	フッ化物により、抵抗性の増強がされている。	ごく最近、う蝕が発生していないか、または、希である。	う蝕が表層内に留まっている。不活性の欠損	良	ショ糖の摂取が特に間食としてで少ない。	ミュータンス・レンサ球菌と乳酸桿菌の菌数レベルが低い。	分泌速度と緩衝能が正常
カリエス・リスク大（予後—不良）	う蝕を促進するような薬剤服用や社会状況が認められる。	フッ化物による抵抗性の増強がなされていない。	軟化質と白斑が認められる。		歯垢付着あり	う蝕を促進するような菓子からのショ糖摂取が多い。	ミュータンス・レンサ球菌と乳酸桿菌の菌数レベルが高い。	分泌速度と緩衝能が低下

第2章#94の文献表4より

法には次のようなものがある．1）食習慣に関する問診．歯科医あるいは歯科衛生士が質問表を用いながら行う．患者自身が質問表に記入していくよりも，このように問診していく方が，より正確な情報が得られる[93]．2）飲食内容の記録．3-7日間にわたって，飲食したものすべてを記録させる．こうした方法には共通する欠点がある．子供や青年期の患者を含め，甘いものを摂取するとう蝕に罹患しやすいという考えを患者が一般にもっていることに起因する問題であるが，患者は虚偽の回答をしてしまうことがある．この点に注意が必要である．

以上にあげた項目を診査，分析して，患者のリスク診断を行うことが必要である．それぞれの項目にそって，問題点を整理し，ターゲットを絞った予防プログラムを構築しなければならない．う蝕罹患に関するリスクについて，スウェーデンで考案された評価基準を参考に示しておく[94]（表2-1）．

参考文献

1. Woltgens, J.H., Gruythuysen, R.J. and Geraets, W.G., Relationship between cariogenic events and salivary tests in boys and girls: oral examination. J Biol Buccale, 20: 145-149, 1992.
2. Woltgens, J.H., Vingerling, P.A. and Witjes, F., Chemical evidence of two separate apatite phases in human enamel. Arch Oral Biol, 25: 435-436, 1980.
3. Verdonschot, E.H., Bronkhorst, E.M., Burgersdijk, R.C., Konig, K.G., Schaeken, M.J. and Truin, G.J., Performance of some diagnostic systems in examinations for small occlusal carious lesions. Caries Res, 26: 59-64, 1992.
4. Angmar Mansson, B., al Khateeb, S. and Tranaeus, S., Monitoring the caries process. Optical methods for clinical diagnosis and quantification of enamel caries. Eur J Oral Sci, 104: 480-485, 1996.
5. Krasse, B., Biological factors as indicators of future caries. Int Dent J, 38: 219-225, 1988.
6. Jensen, B. and Bratthall, D., A new method for the estimation of mutans streptococci in human saliva. J Dent Res, 68: 468-471, 1989.
7. Kingman, A., Little, W., Gomez, I., Heifetz, S.B., Driscoll, W.S., Sheats, R. and Supan, P., Salivary levels of Streptococcus mutans and lactobacilli and dental caries experiences in a US adolescent population. Community Dent Oral Epidemiol, 16: 98-103, 1988.
8. Alaluusua, S., Kleemola Kujala, E., Nystrom, M., Evalahti, M. and Gronroos, L., Caries in the primary teeth and salivary Streptococcus mutans and lactobacillus levels as indicators of caries in permanent teeth. Pediatr Dent, 9: 126-130, 1987.
9. Rosenbloom, R.G. and Tinanoff, N., Salivary Streptococcus mutans levels in patients before, during and after orthodontic treatment. Am J Orthod Dentofac Orthop, 100: 35-37, 1991.
10. Hoover, J.N. and To, T., Efficacy of chlorhexidine and sanguinarine mouthrinses on selected salivary microflora. J Can Dent Assoc, 56: 325-327, 1990.
11. Eldridge, K.R., Finnie, S.F., Stephens, J.A., Mauad, A.M., Munoz, C.A. and Kettering, J.D., Efficacy of an alcohol-free chlorhexidine mouthrinse as an antimicrobial agent. J Prosthet Dent, 80: 685-690, 1998.
12. Salem, A.M., Adams, D., Newman, H.N. and Rawle, L.W., Antimicrobial properties of 2 aliphatic amines and chlorhexidine in vitro and in saliva. J Clin Periodontol, 14: 44-47, 1987.
13. 下野 勉, 水野 純, 野々村英二, 森崎市治郎, 増田典男, 松村誠士, 祖父江鎮雄：新しいう蝕活動性試験（カリオスタット）に関する研究―スナイダーテストとの比較―, 小児歯誌 14: 6-18, 1976.

14. 日浅 敬, 山本照子, 高田健治, 川上正良, 反橋由佳, 作田 守：矯正治療に際して行ったプラークコントロール指導が齲蝕活性及び歯垢付着状態に及ぼす影響. 阪大歯誌 37: 434-439, 1992.
15. Larmas, M., A new dip-slide method for the counting of salivary lactobacilli. Proc Finn Dent Soc, 71: 31-35, 1975.
16. van Houte, J., Bacterial specificity in the etiology of dental caries. Int Dent J, 30: 305-326, 1980.
17. Leverett, D.H., Proskin, H.M., Featherstone, J.D., Adair, S.M., Eisenberg, A.D., Mundorff Shrestha, S.A., Shields, C.P., Shaffer, C.L. and Billings, R.J., Caries risk assessment in a longitudinal discrimination study. J Dent Res, 72: 538-543, 1993.
18. Crossner, C.G., Salivary lactobacillus counts in the prediction of caries activity. Community Dent Oral Epidemiol, 9: 182-190, 1981.
19. Wikner, S., An attempt to motivate improved sugar discipline in a 12-year-old high caries-risk group. Community Dent Oral Epidemiol, 14: 5-7, 1986.
20. Arneberg, P., Ogaard, B., Scheie, A.A. and Rolla, G., Selection of Streptococcus mutans and Lactobacilli in an intra-oral human caries model. J Dent Res, 63: 1197-, 1984.
21. Sakamaki, S.T. and Bahn, A.N., Effect of orthodontic banding on localized oral lactobacilli. J Dent Res, 47: 275-279, 1968.
22. Stecksen Blicks, C., Salivary counts of lactobacilli and Streptococcus mutans in caries prediction. Scand J Dent Res, 93: 204-212, 1985.
23. Disney, J.A., Stamm, J.W., Graves, R.C., Bohannan, H.M., Abernathy, J.R. and Zack, D.D., The University of North Carolina Caries Risk Assessment study: further developments in caries risk prediction. Community Dent Oral Epidemiol, 20: 64-75, 1992.
24. Yasuda, Y., Takada, K., Yasuda, Y., Kitai, N., Kuriyama, R., Sakuda, M., Hirase, E., Kitaguchi, T. and Sakamoto, M., Prevalences of malocclusions and dental caries in molars in female adolescents. J Osaka Univ Dent Sch, 30: 139-147, 1990.
25. Tenovuo, J.O., HUMAN SALIVA: Clinical Chemistry and Microbiology, CRC Press, Inc., Florida, 1989.
26. Ericsson, Y., Clinical investigations of the salivary buffering action. Acta Odontol. Scand., 17: 131, 1959.
27. Sreebny, L.M. Salivary flow and dental caries. In: Cariology Today, edited by B. Guggenheim. Base:: karger, 1984, p.56.
28. Abelson, D.C. and Mandel, I.D., The effect of saliva on plaque pH in vivo. J Dent Res, 60: 1634-1638, 1981.
29. Klock, B. and Krasse, B., Microbial and salivary conditions in 9- to 12-year-old children. Scand J Dent Res, 85: 56-63, 1977.
30. Dawes, C., A mathematical model of salivary clearance of sugar from the oral cavity. Caries Res, 17: 321-334, 1983.
31. Lagerlof, F. and Dawes, C., The effect of swallowing frequency on oral sugar clearance and pH changes by Streptococcus mitior in vivo after sucrose ingestion. J Dent Res, 64: 1229-1232, 1985.
32. Lagerlof, F., Dawes, R. and Dawes, C., Salivary clearance of sugar and its effects on pH changes by Streptococcus mitior in an artificial mouth. J Dent Res, 63: 1266-1270, 1984.
33. Heintze, U., Birkhed, D. and Bjorn, H., Secretion rate and buffer effect of resting and stimulated whole saliva as a function of age and sex. Swed Dent J, 7: 227-238, 1983.
34. Andersson, R., Arvidsson, E., Crossner, C.G., Holm, A.K. and Mansson, B., The flow rate, pH and buffer effect of mixed saliva in children. J Int Assoc Dent Child, 5: 5-12, 1974.
35. Osterberg, T., Landahl, S. and Hedegard, B., Salivary flow, saliva, pH and buffering capacity in 70-year-old men and women. Correlation to dental health, dryness in the mouth, disease and drug treatment. J Oral Rehabil, 11: 157-170, 1984.
36. Parvinen, T. and Larmas, M., The relation of stimulated salivary flow rate and pH to Lactobacillus and yeast concentrations in saliva. J Dent Res, 60: 1929-1935, 1981.
37. Parvinen, T. and Larmas, M., Age dependency of stimulated salivary flow rate, pH, and lactobacillus and yeast concentrations. J Dent Res, 61: 1052-1055, 1982.
38. Andersson, R., The flow rate, pH and buffer effect of mixed saliva in schoolchildren. Odontol Revy, 23: 421-428, 1972.
39. Klock, B. and Krasse, B., A comparison between different methods for prediction of caries activity. Scand J Dent Res, 87: 129-139, 1979.
40. Heintze, S.D., Busse, H. and Roulet, J.-F. Evaluation of different caries predictors in a multifactorial model. In: Proceedings of the 3rd World Congress on Preventive Dentistry, edited by T. Morioka. Fukuoka: 1991, p.213-215.
41. Dreizen, S. and Brown, L.R. Xerostomia and dental caries. In: Microbial Aspects of Dental Caries, edited by H.M. Stiles, W.J. Loesche and T.C. O'Brien. Washington/London: Information Retrieval Inc, 1976, vol.I, p.263-273.

42. Glass, B.J., Van Dis, M.L., Langlais, R.P. and Miles, D.A., Xerostomia: diagnosis and treatment planning considerations. Oral Surg Oral Med Oral Pathol, 58: 248-252, 1984.
43. Navazesh, M. and Ship, II, Xerostomia: diagnosis and treatment. Am J Otolaryngol, 4: 283-292, 1983.
44. Brown, L.R., Dreizen, S., Daly, T.E., Drane, J.B., Handler, S., Riggan, L.J. and Johnston, D.A., Interrelations of oral microorganisms, immunoglobulins, and dental caries following radiotherapy. J Dent Res, 57: 882-893, 1978.
45. Hill, F.J., Rampant caries and the salivary glands. A case report. Dent Pract Dent Rec, 22: 454-455, 1972.
46. Scott, J., Age, sex and contralateral differences in the volumes of human submandibular salivary glands. Arch Oral Biol, 20: 885-887, 1975.
47. Dawes, C., Cross, H.G., Baker, C.G. and Chebib, F.S., The influence of gland size on the flow rate and composition of human parotid saliva. Dent J, 44: 21-25, 1978.
48. Ben Aryeh, H., Miron, D., Szargel, R. and Gutman, D., Whole-saliva secretion rates in old and young healthy subjects. J Dent Res, 63: 1147-1148, 1984.
49. Heft, M.W. and Baum, B.J., Unstimulated and stimulated parotid salivary flow rate in individuals of different ages. J Dent Res, 63: 1182-1185, 1984.
50. Pedersen, W., Schubert, M., Izutsu, K., Mersai, T. and Truelove, E., Age-dependent decreases in human submandibular gland flow rates as measured under resting and post-stimulation conditions. J Dent Res, 64: 822-825, 1985.
51. Crossner, C.G., Salivary flow rate in children and adolescents. Swed Dent J, 8: 271-276, 1984.
52. Emmelin, N., Nervous control of salivation. Ala J Med Sci, 18: 294-299, 1981.
53. Emmelin, N., Nervous control of mammalian salivary glands. Philos Trans R Soc Lond B Biol Sci, 296: 27-35, 1981.
54. Ben Aryeh, H., Spielman, A., Szargel, R., Gutman, D., Scharf, J., Nahir, M. and Scharf, Y., Sialochemistry for diagnosis of Sjogren's syndrome in xerostomic patients. Oral Surg Oral Med Oral Pathol, 52: 487-490, 1981.
55. Mandel, I.D. and Baurmash, H., Sialochemistry in Sjogren's syndrome. Oral Surg Oral Med Oral Pathol, 41: 182-187, 1976.
56. Chisholm, D.M. and Mason, D.K., Salivary gland function in Sjogren's syndrome: a review. Br Dent J, 135: 393-399, 1973.
57. Heintze, U. and Birkhed, D., Influence of a single intake of various test meals on secretion rate, buffer effect, and electrolytes of human stimulated whole saliva. Caries Res, 18: 265-268, 1984.
58. Bertram, U., Xerostomia. Clinical aspects, pathology and pathogenesis. Acta Odontol. Scand., 25: Suppl. 49, 1967.
59. Jonsson, R., Bratthall, D. and Nyberg, G., Histologic and sialochemical findings indicating sicca syndrome in patients with systemic lupus erythematosus. Oral Surg Oral Med Oral Pathol, 54: 635-639, 1982.
60. Ericson, S., The prevalence of hyposalivation in rheumatoid arthritis and its relation to the sialographic appearance of the parotid glands. Oral Surg Oral Med Oral Pathol, 38: 315-331, 1974.
61. Xhonga, F.A. and Van Herle, A., The influence of hyperthyroidism on dental erosions. Oral Surg Oral Med Oral Pathol, 36: 349-357, 1973.
62. Mandel, I.D., Sialochemistry in diseases and clinical situations affecting salivary glands. Crit Rev Clin Lab Sci, 12: 321-366, 1980.
63. Helm, J.F., Dodds, W.J., Hogan, W.J., Soergel, K.H., Egide, M.S. and Wood, C.M., Acid neutralizing capacity of human saliva. Gastroenterology, 83: 69-74, 1982.
64. Izutsu, K.T., Theory and Measurement of the buffer value of bicarbonate in saliva. J Theor Biol, 90: 397-403, 1981.
65. Lamberts, B.L., Pederson, E.D. and Shklair, I.L., Salivary pH-rise activities in caries-free and caries-active naval recruits. Arch Oral Biol, 28: 605-608, 1983.
66. Frostell, G., The effect of chewing on the ph of dental plaques after carbohydrate consumption. Acta Odontol Scand, 32: 79-82, 1974.
67. Gregory, R.L., Michalek, S.M., Filler, S.J., Mestecky, J. and McGhee, J.R., Prevention of Streptococcus mutans colonization by salivary IgA antibodies. J Clin Immunol, 5: 55-62, 1985.
68. Liljemark, W.F., Bloomquist, C.G. and Ofstehage, J.C., Aggregation and adherence of Streptococcus sanguis: role of human salivary immunoglobulin A. Infect Immun, 26: 1104-1110, 1979.
69. Geiger, A.M., Gorelick, L., Gwinnett, A.J. and Griswold, P.G., The effect of a fluoride program on white spot formation during orthodontic treatment. Am J Orthod Dentofacial Orthop, 93: 29-37, 1988.
70. Balenseifen, J.W. and Madonia, J.V., Study of dental plaque in orthodontic patients. J Dent Res, 49: 320-324, 1970.

71. Chatterjee, R. and Kleinberg, I., Effect of orthodontic band placement on the chemical composition of human incisor tooth plaque. Arch Oral Biol, 24: 97-100, 1979.
72. Kristoffersson, K., Axelsson, P. and Bratthall, D., Effect of a professional tooth cleaning program on interdentally localized Streptococcus mutans. Caries Res, 18: 385-390, 1984.
73. Gorelick, L., Geiger, A.M. and Gwinnett, A.J., Incidence of white spot formation after bonding and banding. Am J Orthod, 81: 93-8, 1982.
74. Mizrahi, E., Enamel demineralization following orthodontic treatment. Am J Orthod, 82: 62-67, 1982.
75. Gwinnett, A.J. and Ceen, R.F., Plaque distribution on bonded brackets: a scanning microscope study. Am J Orthod, 75: 667-677, 1979.
76. Corbett, J.A., Brown, L.R., Keene, H.J. and Horton, I.M., Comparison of Streptococcus mutans concentrations in non-banded and banded orthodontic patients. J Dent Res, 60: 1936-1942, 1981.
77. Mattingly, J.A., Sauer, G.J., Yancey, J.M. and Arnold, R.R., Enhancement of Streptococcus mutans colonization by direct bonded orthodontic appliances. J Dent Res, 62: 1209-1211, 1983.
78. Scheie, A.A., Arneberg, P. and Krogstad, O., Effect of orthodontic treatment on prevalence of Streptococcus mutans in plaque and saliva. Scand J Dent Res, 92: 211-217, 1984.
79. Boyar, R.M., Thylstrup, A., Holmen, L. and Bowden, G.H., The microflora associated with the development of initial enamel decalcification below orthodontic bands in vivo in children living in a fluoridated-water area. J Dent Res, 68: 1734-1738, 1989.
80. Holmen, L., Mejare, I., Malmgren, B. and Thylstrup, A., The effect of regular professional plaque removal on dental caries in vivo. A polarized light and scanning electron microscope study. Caries Res, 22: 250-256, 1988.
81. Shannon, I.L., Prevention of decalcification in orthodontic patients. J Clin Orthod, 15: 694-705, 1981.
82. Hastreiter, R.J., Is 0.4% stannous fluoride gel an effective agent for the prevention of oral diseases? [see comments]. J Am Dent Assoc, 118: 205-208, 1989.
83. Forss, H. and Seppa, L., Prevention of enamel demineralization adjacent to glass ionomer filling materials. Scand J Dent Res, 98: 173-178, 1990.
84. Forsten, L., Short- and long-term fluoride release from glass ionomers and other fluoride-containing filling materials in vitro. Scand J Dent Res, 98: 179-185, 1990.
85. Rezk Lega, F., Ogaard, B. and Arends, J., An in vivo study on the merits of two glass ionomers for the cementation of orthodontic bands. Am J Orthod Dentofacial Orthop, 99: 162-167, 1991.
86. Zachrisson, B.U. and Zachrisson, S., Caries incidence and orthodontic treatment with fixed appliances. Scand J Dent Res, 79: 183-192, 1971.
87. Melrose, C.A., Appleton, J. and Lovius, B.B., A scanning electron microscopic study of early enamel caries formed in vivo beneath orthodontic bands. Br J Orthod, 23: 43-47, 1996.
88. Liebenberg, W.H., Extended fissure sealants: an adjunctive aid in the prevention of demineralization around orthodontic bands. Quintessence Int, 25: 303-312, 1994.
89. Stephan, R.M., Intra-oral hydrogen-ion concentrations associated with dental caries actvity. J Dent Res, 23: 257-266, 1944.
90. Weiss, R.L. and Trithart, A.H., Between -meal eating habits and dental caries experience in preschool children. Am J Public Health, 50: 1097-1104, 1960.
91. Makinen, K.K., Soderling, E., Hurttia, H., Lehtonen, O.P. and Luukkala, E., Biochemical, microbiologic, and clinical comparisons between two dentifrices that contain different mixtures of sugar alcohols. J Am Dent Assoc, 111: 745-751, 1985.
92. Svanberg, M. and Birkhed, D., Effect of dentifrices containing either xylitol and glycerol or sorbitol on mutans streptococci in saliva. Caries Res, 25: 449-453, 1991.
93. Schroder, U., Lindstrom, L.G. and Olsson, L., Interview or questionnaire? A comparison based on the relationship between caries and dietary habits in preschoolchildren. Community Dent Oral Epidemiol, 9: 79-82, 1981.
94. Nyman, S., Bratthall, D. and Bjohlin, E., The Swedish dental health programme for adults. Int Dent J, 34: 130-134, 1984.

第3章　歯周病罹患に関するリスクファクター

　歯周病が生じるかどうかは，細菌の因子と宿主の因子との複雑な相互作用により決まる[1]．これらの因子には，唾液，血清，軟組織および硬組織などが含まれる．また，疫学データから判断すると，喫煙，糖尿病，骨粗鬆症，口腔清掃不良，歯周病の既往，加齢の要因は，歯周病に罹患するリスクを高めるといえる[2]．

　歯周病の診断およびリスク評価を行うのに，臨床診査（プロービング時の出血の有無，ポケットの深さ，歯槽骨のレントゲン写真所見）は，現在もなお最も実用的である．プロービング時の出血が無ければ，歯周ポケットが仮に存在しても，歯周組織は健康と判断できる[3]．歯肉出血インデックス（gingival bleeding index）の算出は簡単であり，歯周の炎症状態を把握するのに有効である[4]．出血部位には炎症が存在しており，出血の程度に関係なく，その部位は要注意である．

　矯正歯科治療に際しては，歯肉退縮に対しても注意が必要である．歯肉退縮の進行には，必ず歯槽骨の裂開が伴う[5]．切歯の唇側移動，特に傾斜移動により，このような歯槽骨の裂開が見られることが多いと一般に考えられるが，13-14歳くらいまでの患者では，矯正歯科治療により歯槽骨の裂開が生じる可能性はほとんど無いと考えられる[6]．また，付着歯肉が厚いと歯肉退縮は生じにくい．小児では，口腔衛生が良好に維持されていれば，下顎切歯が萌出し自然に配列していくに伴い，歯肉退縮は消失することが多い[7,8]．

　適切な系統だった予防処置が行われていれば，矯正歯科治療にあたって，歯周病のリスクをそれほど心配する必要はない[9,10]．また，歯周病の進行している患者においても，矯正歯科治療の開始前に歯周組織に炎症のない状態が確立され，その状態が矯正歯科治療中に維持されれば，矯正歯科治療を行ってもよい（図3-1）．このことは，広汎型の若年性歯周炎に罹患した患者にも適用できる[11]．

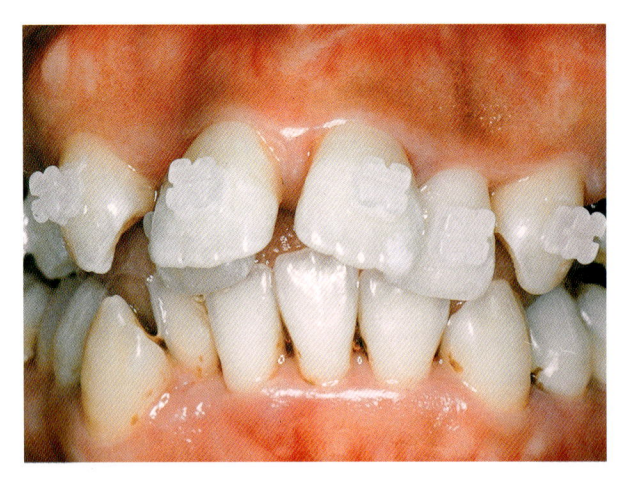

図3-1　歯周病の既往のある患者における矯正歯科治療

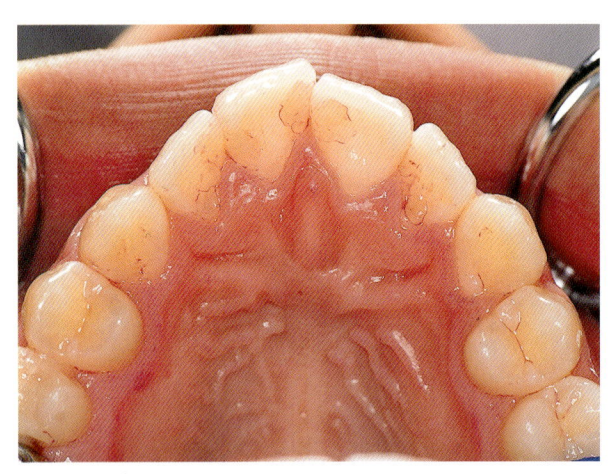

図3-2　床装置を装着した患者の口蓋部歯肉に生じた炎症

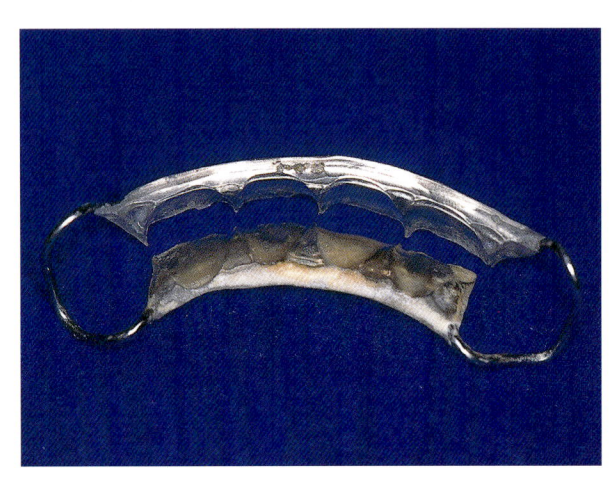

図3-3　床装置に付着する歯垢および歯石

3-1　歯周病原因菌の種類

　歯周病の三大原因菌は，Actinobacillus actinomycetemcomitans, Porphyromonas gingivalis, Bacteroides forsythusであると，現在考えられている[12]．他に重要と考えられる病原菌には，Prevotella intermedia, Campylobacter rectus, Peptostreptococcus micros, Fusobacterium species, Eubacterium species, Treponema species，および種々の腸内桿菌があげられる[13]．歯周病の病因と適切な治療法を認識するには，これらの病原菌を細菌学的に検索することが必要である[14, 15]．そして，このような病原菌を効果的にコントロールすることが歯周病の予防と治療につながる．多彩な抗菌的アプローチにより，病原菌を駆逐するとともに，抑制した病原菌が新たに増殖してくるのを防止しなければならない．それには，プロフェッショナルケアと日々のプラークコントロールを実行することが重要である．

　健全な部位で検出される細菌は，運動性のないグラム陽性の通性嫌気性の球菌および桿菌であり，レンサ球菌と放線菌が優位に多い．一方，歯周病に罹患している部位では，より複雑な菌種が存在し，運動性のあるグラム陰性の嫌気性菌種の比率が増している[16]．歯周病に関与するこのような細菌は，通常，タンパク分解能を有しており，組織に損傷を与えるような酵素を産生し，宿主防御の活動を阻害する[17]．また，宿主の細胞にとって毒性をもつ代謝産物も産生する．歯周病は，複数の細菌による感染症の典型例といえるが，このような感染症においては，病原性の協同作用がおそらく起こっていると考えられる．つまり，多くの異なる菌種による作用が組み合わさって，疾患の臨床的症状が引き起こされるのであろう．

3-2　矯正装置の影響

　可撤式装置は，口腔清掃時に，装置を撤去できるので，口腔内環境に大きな影響を与えない．しかし，口蓋側の歯肉では，固定式装置を装着している者よりも，炎症が生じやすいといわれている[18]（図3-2）．装置に多くの歯垢が付着するので[19]，装置の清掃が必要である（図3-3）．可撤式装置の装着により，歯垢の付着の様相が変化し，口蓋部に多くの歯垢が認められるようになる[20]．また，アクリルレジンの床装置を装着すると唾液のpHが変化すると報告されている[21]．

　ブラケットを装着した大臼歯とバンドを装着した大臼歯との間で，プラーク指数，歯

肉炎指数，歯周ポケット深さのスコアを比較すると，バンド装着歯において，いずれのスコアも高く，また，アタッチメントロスも大きかった[22]．そのプラーク付着量および歯肉炎の程度は，思春期の患者の方が成人患者よりも著しかった．バンド装着の術式に関しては，バンドの辺縁を歯肉縁下に置くと，歯垢が歯肉縁下に付着しやすく，歯周病が助長されるといわれている[23]（図3-4）．Porphyromonas gingivalis, Prevotella intermedia, Actinomyces speciesなどのグラム陰性嫌気性菌が，歯肉縁下のバンドのマージンに沿って不均等に存在する[24]．バンド装着歯の周辺にみられる歯肉炎では，スピロヘータ，運動性桿菌の数が増大し，球菌の比率が低下する[25]（図3-5）．歯肉の健康にとっては，余剰なレジンが充分に注意して除去されていれば，ボンディングの方が好ましいと考えられる[26]．歯肉炎指数（gingival index; GI）および出血状態から歯肉の炎症の程度を評価した研究においても，このことは実証されている[22]（図3-6）．

　固定式矯正装置が装着されると，歯肉肥大がみられることが多い[27]（図3-7）．歯肉肥大は，歯肉に生じた炎症性変化の結果として発現することが多い．臨床的には口呼吸を行っている患者，口腔清掃不良で歯垢付着量の多い者，薬物（ジフェニルフェニトインなど）服用者，遺伝性素因（歯肉線維腫症）をもつ者に現れる．また，歯肉肥大が一旦生じると，口腔衛生状態を良好に保つのが一層困難となる．バンド装着やボンディングなどの操作に支障をきたすことにもなる．診療室で専門的な口腔清掃を繰り返し行っても，歯肉肥大が消退しないことが時々あり，場合によっては切除しなければならない．

　ブラケットの除去後には，可撤式のリテーナーを用いた場合でも，固定式のリテーナーを用いた場合でも，歯肉の炎症の程度は軽減される．固定式リテーナーの方が，舌側面に歯垢と歯石がわずかに多く認められるが，歯肉の炎症の程度には影響しないようである[28]．

3-3　その他の問題

　口腔内の環境に変化をもたらすと考えられる「喫煙」および「妊娠」についてとりあげる．

3-3-1　喫煙の影響

　喫煙は，口腔の中でも特に，歯周組織に悪影響を及ぼすことが実証されている[29, 30]．歯周治療の効果も，非喫煙者より劣る．若年者では喫煙の有無によって歯周状態に差が

第3章 歯周病罹患に関するリスクファクター

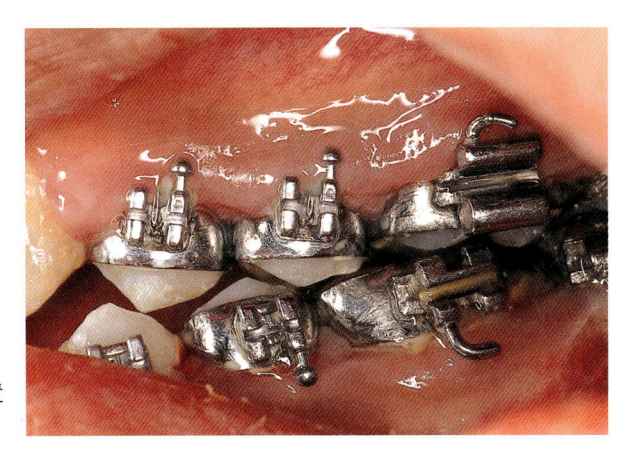

図3-4 バンドの辺縁が歯肉縁下に位置する部位で惹起された歯周炎

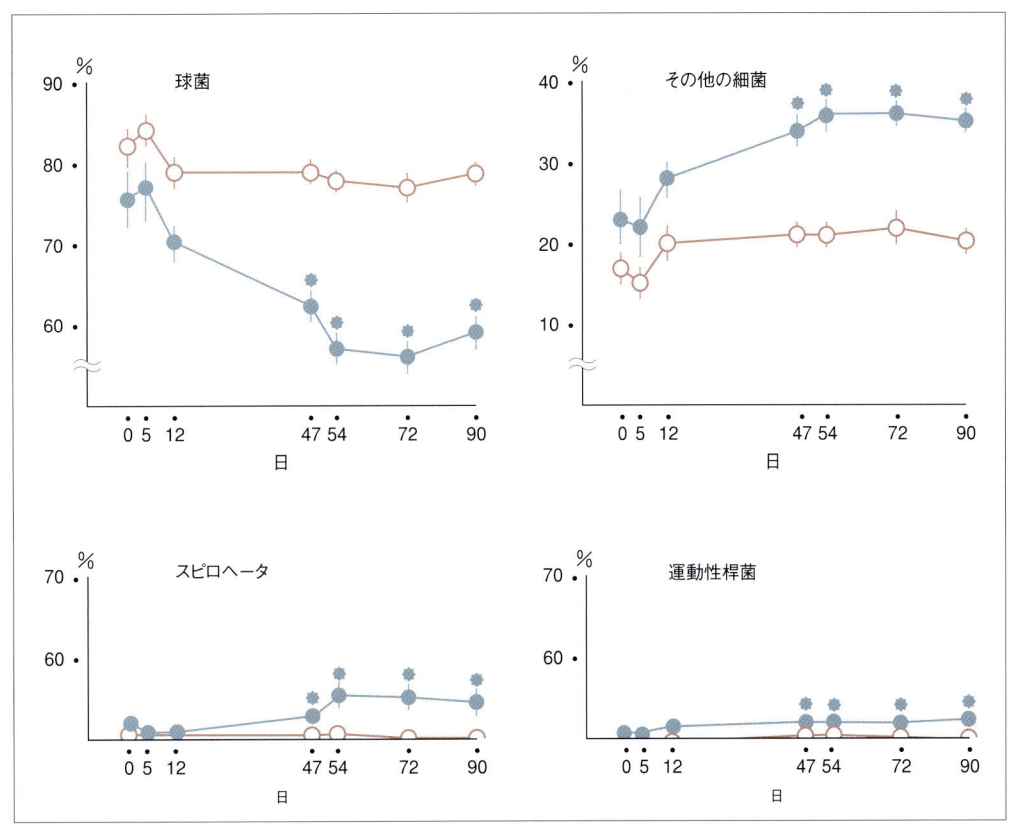

図3-5 バンド装着による菌レベルの変化．歯垢は歯肉溝から採取した．
平均および標準偏差（n＝20）で示す．
● ：バンド装着歯， ○：バンド非装着歯
第3章＃25の文献の図4より

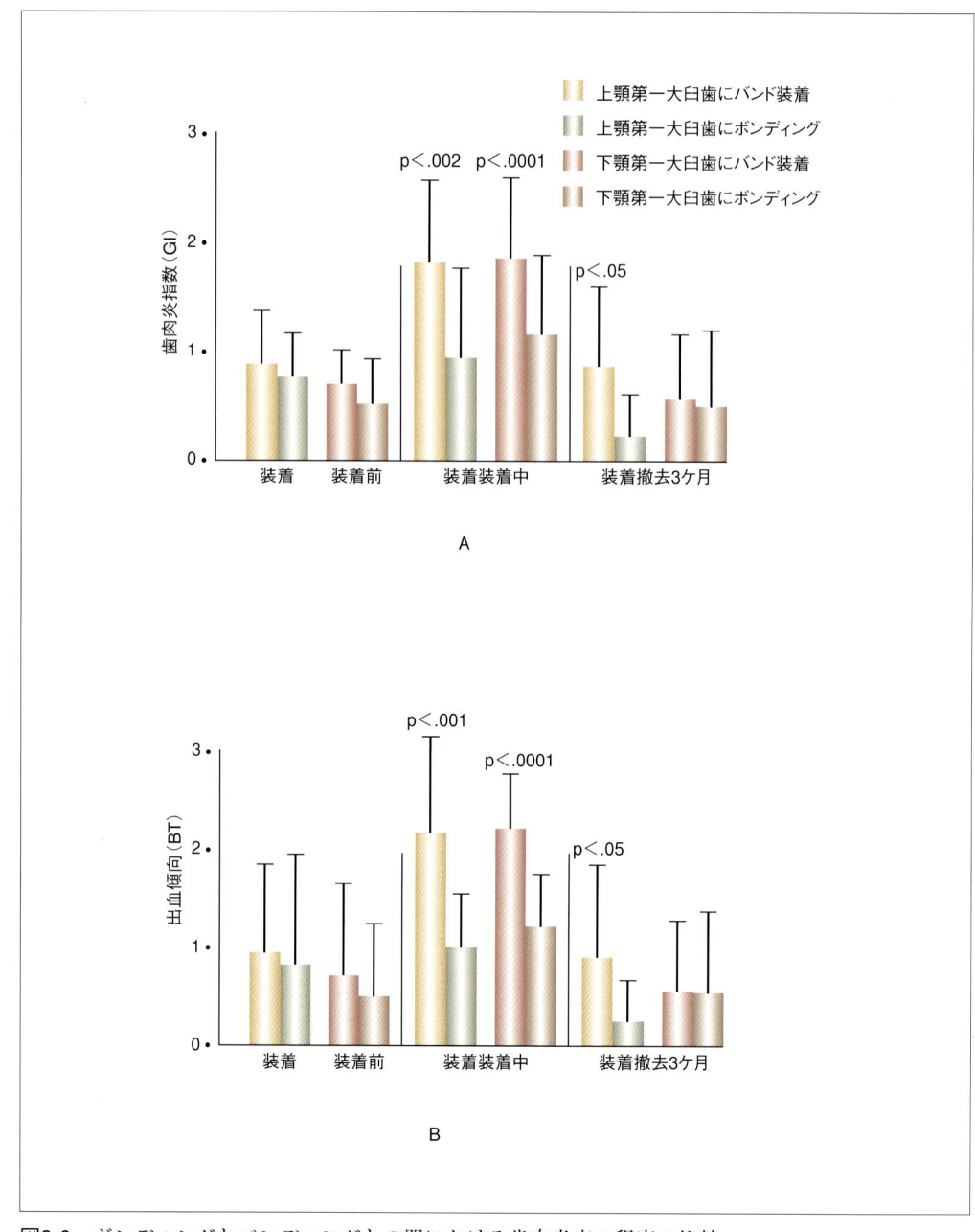

図3-6 ボンディングとバンディングとの間における歯肉炎症の程度の比較
A：歯肉炎指数
B：出血傾向
第3章#22の文献の図2, 3より改変引用

第3章 歯周病罹患に関するリスクファクター

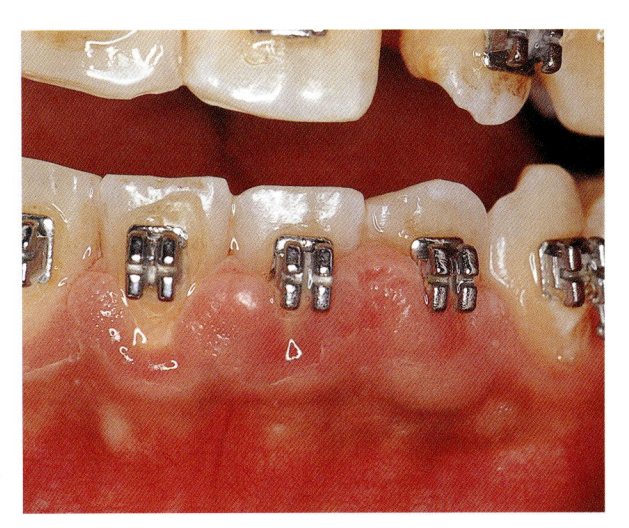

図3-7 固定式装置を装着した患者にみられる歯肉肥大

認められることは少ないが[30]，喫煙者においては口腔衛生状態が悪く，非喫煙者より歯肉炎が多く認められたという報告がある[31-33]．しかし，喫煙者で認められるこのような歯肉炎では，出血傾向はあまり見られない[30]．この理由として，喫煙者では，歯垢が堆積したときに生じる血管反応が損なわれており，生体の防御機構がうまく機能していない可能性が考えられる[30]．つまり，抗体などの血清由来の防御因子が作用しにくくなること，また，白血球が歯周組織へ浸潤しにくくなることが考えられる[34, 35]．さらに，白血球の免疫食菌作用に影響が及び，重度の歯周病へと至ることも考えられる[36]．

歯垢を構成する細菌叢はきわめて複雑である．個人間あるいは同一個人でも，部位により，細菌叢は変異に富む．そのため，喫煙の有無により，細菌叢がどのように変化したのかを評価することは難しい．しかし，喫煙により引き起こされた嫌気性条件下では，歯肉縁上に病原性細菌が増殖しやすいかもしれない[30]．喫煙により引き起こされるpHおよび酸化還元電位の変化が，歯垢中の嫌気性菌の変化に影響することも考えられる[30]．

喫煙が唾液分泌量に与える影響については，相反する報告がなされている[37-40]．一方，喫煙は唾液緩衝能を顕著に低下させる[41]．これは，喫煙者の唾液では，重炭酸塩の濃度が著しく低下しているためと考えられる[42, 43]．さらに，喫煙者の刺激唾液中では，乳酸桿菌とミュータンス・レンサ球菌の菌数は著しく高く[40, 44]，喫煙者は非喫煙者に比べて，カリエス・リスクが高いのではないかと考えられる．

また，喫煙によって口腔粘膜に様々な変化が引き起こされる[45]．これらには，白色浮

腫[46]，口蓋角化症[47]，白色病変[48-50]，色素沈着などがあげられる．さらには，口腔癌との関係も深いとされている．

　以上のような理由から，歯科医は患者に対して喫煙を中止するように説得することが必要と考えられる．矯正治療患者に対しては，歯周病に罹患するリスクを減らすためにも，禁煙指導は大切といえよう．また実際に，患者自身も喫煙をやめたいという意志をもっていることが多く[51]，その場合，歯科医は内科医と同様に，その説得に適した立場であると言われている[52-55]．また，歯科診療室における禁煙指導教育訓練プログラムが開発されているので，それらを有効に利用したいものである[56]．

3-3-2　妊娠の影響

　最近では，妊娠中の患者に矯正治療を行うことも稀ではない．このことは，矯正歯科治療が成人に対して幅広く行われるようになってきたことにも関連しているといえよう．

　う蝕の発生に関する3本柱は宿主，細菌，基質であるが[57]，妊娠中には唾液中の細菌数が増大し，消化管内や口腔内での分泌免疫システムが刺激される．唾液中のIgA濃度は，妊娠後期や授乳中に上昇する[58]．基質に関しては，妊娠中における食生活の変化により，直接的に影響を受けると考えられる．一度の食事量が減り，食事の回数が増え，その結果，単糖類の消費量が増すのが，妊娠にともなう食生活の典型的な変化である．このように，基質，特に単糖類および炭水化物が長時間にわたって増加すると，う蝕発生のリスクが高まる．このような状況をできるだけ避けるように，患者に食事指導を行わなければならない．

　妊娠時に併発する口腔内症状で，最もよく見かけられるのは歯肉炎であり，ほとんどすべての患者に認められる[59]．この妊娠性歯肉炎の特徴として，血管の増生，浮腫・発赤があげられ，歯肉もやわらかくて弱々しく，圧迫すると出血しやすい[60]．また，歯間乳頭が増殖して腫瘍様になることがあるが，これは妊娠腫とよばれる．口腔衛生状態が悪く，局所的な刺激因子が存在すると，この妊娠腫が生じやすい[61]．一般的には，上顎前歯の歯間部に多く見られる．局所的な刺激因子としては，補綴物の辺縁の形態や，固定式矯正装置などがあげられる．このような妊娠腫を伴っている歯において，骨の喪失はほとんど認められないといわれており[59]，出産後数カ月で自然に消失することが知られている．発生初期には比較的急速な増大傾向を示すが，分娩後は発育を停止するか，

縮小あるいは自然消失することがあることから，女性ホルモンの変調が関与していると考えられている．咀嚼を障害する，あるいは潰瘍を形成するようであれば，切除が必要となる．

局所の刺激により，程度の重い歯肉炎が妊娠中にはしばしば見られるが，それらは一過性のものであり，歯肉のアタッチメント・ロスとは相関しないと報告されている[62]．しかし，歯肉炎が歯周炎へと妊娠中に移行すると，炎症に関連した細菌あるいは炎症メディエーターは母親から胎児へ移行するといわれている[63]．

妊娠中に，手軽に実施できる予防法として，0.05% sodium fluoride液で洗口後，0.12% chlorhexidine液で洗口する方法が，有効であったと報告されている[64]．

参考文献

1. Genco, R.J., Current view of risk factors for periodontal diseases. J Periodontol, 67: 1041-1049, 1996.
2. Fox, C.H., New considerations in the prevalence of periodontal disease. Curr Opin Dent, 2: 5-11, 1992.
3. Lang, N.P., Adler, R., Joss, A. and Nyman, S., Absence of bleeding on probing. An indicator of periodontal stability. J Clin Periodontol, 17: 714-721, 1990.
4. Ainamo, J. and Bay, I., Problems and proposals for recording gingivitis and plaque. Int Dent J, 25: 229-235, 1975.
5. Bernimoulin, J. and Curilovie, Z., Gingival recession and tooth mobility. J Clin Periodontol, 4: 107-114, 1977.
6. Ruf, S., Hansen, K. and Pancherz, H., Does orthodontic proclination of lower incisors in children and adolescents cause gingival recession? Am J Orthod Dentofacial Orthop, 114: 100-106, 1998.
7. Andlin Sobocki, A. and Persson, M., The association between spontaneous reversal of gingival recession in mandibular incisors and dentofacial changes in children. A 3-year longitudinal study. Eur J Orthod, 16: 229-239, 1994.
8. Andlin Sobocki, A., Marcusson, A. and Persson, M., 3-year observations on gingival recession in mandibular incisors in children. J Clin Periodontol, 18: 155-159, 1991.
9. Huber, S.J., Vernino, A.R. and Nanda, R.S., Professional prophylaxis and its effect on the periodontium of full-banded orthodontic patients. Am J Orthod Dentofacial Orthop, 91: 321-327, 1987.
10. Lervik, T. and Haugejorden, O., Orthodontic treatment, dental health, and oral health behavior in young Norwegian adults. Angle Orthod, 58: 381-6, 1988.
11. Folio, J., Rams, T.E. and Keyes, P.H., Orthodontic therapy in patients with juvenile periodontitis: clinical and microbiologic effects. Am J Orthod, 87: 421-431, 1985.
12. Slots, J., Systemic antibiotics in periodontics. J Periodontol, 67: 831-838, 1996.
13. Zambon, J., Periodontal diseases: Microbial factors. Ann Periodontol, 1: 879-925, 1996.
14. Levy, D., Csima, A., Birek, P., Ellen, R.P. and McCulloch, C.A., Impact of microbiological consultation on clinical decision making: a case-control study of clinical management of recurrent periodontitis. J Periodontol, 64: 1029-1039, 1993.
15. Slots, J., Microbial analysis in supportive periodontal therapy. Periodontology 2000, 12: 56-59, 1996.
16. Listgarten, M.A., Pathogenesis of periodontitis. J Clin Periodontol, 13: 418-430, 1986.
17. Slots, J. and Genco, R., Black-pigmented Bacteroides species, Capnocytophaga species, and Actinobacillus actinomycetemcomitans in human periodontal disease: virulence factors in colonization, survival, and tissue destruction. J Dent Res, 63: 412-421, 1984.
18. Pender, N., Aspects of oral health in orthodontic patients. Br J Orthod, 13: 95-103, 1986.
19. Skjorland, K.K., Plaque accumulation on different dental filling materials. Scand J Dent Res, 81: 538-542, 1973.

20. Addy, M., Shaw, W.C., Hansford, P. and Hopkins, M., The effect of orthodontic appliances on the distribution of Candida and plaque in adolescents. Br J Orthod, 9: 158-163, 1982.
21. Arendorf, T. and Addy, M., Candidal carriage and plaque distribution before, during and after removable orthodontic appliance therapy. J Clin Periodontol, 12: 360-368, 1985.
22. Boyd, R.L. and Baumrind, S., Periodontal considerations in the use of bonds or bands on molars in adolescents and adults. Angle Orthod, 62: 117-126, 1992.
23. Ericsson, I., Thilander, B., Lindhe, J. and Okamoto, H., The effect of orthodontic tilting movements on the periodontal tissues of infected and non-infected dentitions in dogs. J Clin Periodontal, 4: 278-293, 1977.
24. Diamanti-Kipioti, A., Gusberti, F.A. and Lang, N.P., Clinical and microbiological effects of fixed orthodontic appliances [published erratum appears in J Clin Periodontol 1990 Jan;17(1) :66]. J Clin Periodontol, 14: 326-333, 1987.
25. Huser, M.C., Baehni, P.C. and Lang, R., Effects of orthodontic bands on microbiological and clinical parameters. Am J Orthod Dentofac Orthop, 97: 213-218, 1990.
26. Corbett, J.A., Brown, L.R., Keene, H.J. and Horton, I.M., Comparison of Streptococcus mutans concentrations in non-banded and banded orthodontic patients. J Dent Res, 60: 1936-1942, 1981.
27. Zachrisson, S. and Zachrisson, B.U., Gingival condition associated with orthodontic treatment. Angle Orthod, 42: 26-34, 1972.
28. Heier, E.E., De Smit, A.A., Wijgaerts, I.A. and Adriaens, P.A., Periodontal implications of bonded versus removable retainers. Am J Orthod Dentofacial Orthop, 112: 607-616, 1997.
29. Ismail, A.I., Burt, B.A. and Eklund, S.A., Epidemiologic patterns of smoking and periodontal disease in the United States. J Am Dent Assoc, 106: 617-621, 1983.
30. Palmer, R.M., Tobacco smoking and oral health. Br Dent J, 164: 258-260, 1988.
31. Modeer, T., Lavstedt, S. and Ahlund, C., Relation between tobacco consumption and oral health in Swedish schoolchildren. Acta Odontol Scand, 38: 223-227, 1980.
32. Preber, H. and Kant, T., Effect of tobacco-smoking on periodontal tissue of 15-year-old schoolchildren. J Periodontal Res, 8: 278-283, 1973.
33. Preber, H., Kant, T. and Bergstrom, J., Cigarette smoking, oral hygiene and periodontal health in Swedish army conscripts. J Clin Periodontol, 7: 106-113, 1980.
34. Kraal, J.H., Chancellor, M.B., Bridges, R.B., Bemis, K.G. and Hawke, J.E., Variations in the gingival polymorphonuclear leukocyte migration rate in dogs induced by chemotactic autologous serum and migration inhibitor from tobacco smoke. J Periodontal Res, 12: 242-249, 1977.
35. Bridges, R.B., Kraal, J.H., Huang, L.J. and Chancellor, B.M., Effects of tobacco smoke on chemotaxis and glucose metabolism of polymorphonuclear leukocytes. Infect Immun, 15: 115-123, 1977.
36. Kenney, E.B., Kraal, J.H., Saxe, S.R. and Jones, J., The effect of cigarette smoke on human oral polymorphonuclear leukocytes. J Periodontal Res, 12: 227-234, 1977.
37. Winsor, A.L., The effect of cigarette smoking on secretion. J. Gen. Psychol., 6: 190-, 1932.
38. Pangborn, R.M. and Sharon, I.M., Visual deprivation and parotid response to cigarette smoking. Physiol Behav, 6: 559-561, 1971.
39. Barylko Pikielna, N., Pangborn, R.M. and Shannon, I.L., Effect of cigarette smoking on parotid secretion. Arch Environ Health, 17: 731-738, 1968.
40. Heintze, U., Secretion rate, buffer effect and number of lactobacilli and Streptococcus mutans of whole saliva of cigarette smokers and nonsmokers. Scand J Dent Res, 92: 294-301, 1984.
41. Ferguson, D.B. and Botchway, C.A., Circadian variations in the flow rate and composition of whole saliva stimulated by mastication. Arch Oral Biol, 24: 877-881, 1979.
42. Brown, P., The influence of smoking on pancreatic function in man. Med J Aust, 2: 290-293, 1976.
43. Bynum, T.E., Solomon, T.E., Johnson, L.R. and Jacobson, E.D., Inhibition of pancreatic secretion in man by cigarette smoking. Gut, 13: 361-365, 1972.
44. Parvinen, T., Stimulated salivary flow rate, pH and lactobacillus and yeast concentrations in non-smokers and smokers. Scand J Dent Res, 92: 315-318, 1984.
45. McCann, D., Tobacco use and oral health. J Am Dent Assoc, 118: 18-25, 1989.
46. Axell, T. and Henricsson, V., Leukoedema - an epidemiologic study with special reference to the influence of tobacco habits. Community Dent Oral Epidemiol, 9: 142-146, 1981.
47. Mosadomi, A., Shklar, G., Loftus, E.R. and Chauncey, H.H., Effects of tobacco smoking and age on the keratinization of palatal mucosa: a cytologic study. Oral Surg Oral Med Oral Pathol, 46: 413-417, 1978.

48. Bouquot, J.E. and J., G.R., Leukoplakia, lichen planus, and other oral keratoses in 23,616 white Americans over the age of 35 years. Oral Surg Oral Med Oral Pathol, 61: 373-381, 1986.
49. Gupta, P.C., Murti, P.R., Bhonsle, R.B., Mehta, F.S. and Pindborg, J.J., Effect of cessation of tobacco use on the incidence of oral mucosal lesions in a 10-yr follow-up study of 12,212 users. Oral Dis, 1: 54-58, 1995.
50. Silverman, S.J., Gorsky, M. and Lozada, F., Oral leukoplakia and malignant transformation. A follow-up study of 257 patients. Cancer, 53: 563-568, 1984.
51. Telivuo, M., Kallio, P., Berg, M.A., Korhonen, H.J. and Murtomaa, H., Smoking and oral health: a population survey in Finland. J Public Health Dent, 55: 133-138, 1995.
52. Cohen, S.J., Christen, A.G., Katz, B.P., Drook, C.A., Davis, B.J., Smith, D.M. and Stookey, G.K., Counseling medical and dental patients about cigarette smoking: the impact of nicotine gum and chart reminders. Am J Public Health, 77: 313-316, 1987.
53. Cohen, S.J., Stookey, G.K., Katz, B.P., Drook, C.A. and Christen, A.G., Helping smokers quit: a randomized controlled trial with private practice dentists. J Am Dent Assoc, 118: 41-45, 1989.
54. Cummings, S.R., Coates, T.J., Richard, R.J., Hansen, B., G., Z.E., VanderMartin, R., Duncan, C., Gerbert, B., Martin, A. and Stein, M.J., Training physicians in counseling about smoking cessation. A randomized trial of the "Quit for Life" program. Ann Intern Med, 110: 640-647, 1989.
55. Ockene, J.K., Physician-delivered interventions for smoking cessation: strategies for increasing effectiveness. Prev Med, 16: 723-737, 1987.
56. 埴岡 隆, 雫石 聰：歯科診療室における禁煙指導, 歯界展望 94: 1112-1123, 1999.
57. Sturdevant, C.M., Roberson, T.M., Heymann, H.O. and Sturdevant, J.R., Cariology: the lesion, etiology, prevention, and control, Mosby, St. Louis, 1995.
58. Tenovuo, J.O., HUMAN SALIVA: Clinical Chemistry and Microbiology, CRC Press, Inc., Florida, 1989.
59. Tarsitano, B.F. and Rollings, R.E., The pregnant dental patient: evaluation and management. Gen Dent, 41: 226-234, 1993.
60. Regezi, J.A. and Sciubba, J., Oral pathology : clinical-pathologic correlations, Saunders, Philadelphia ; Tokyo, 1993.
61. Livingston, H.M., Dellinger, T.M. and Holder, R., Considerations in the management of the pregnant patient. Spec Care Dentist, 18: 183-188, 1998.
62. Banoczy, J., Orosz, M., Gabris, K., Nyarasdy, I., Rigo, O. and Schuder, L., Investigation on the correlation of pregnancy, caries and gingivitis (author's transl). Zahn Mund Kieferheilkd Zentralbl, 66: 573-581, 1978.
63. Slavkin, H.C., First encounters: transmission of infectious oral diseases from mother to child. J Am Dent Assoc, 128: 773-778, 1997.
64. Brambilla, E., Felloni, A., Gagliani, M., Malerba, A., Garcia Godoy, F. and Strohmenger, L., Caries prevention during pregnancy: results of a 30-month study. J Am Dent Assoc, 129: 871-877, 1998.

第4章　診療室におけるオーラルハイジーン・コントロール

　咀嚼機能の回復や顔貌の美的な改善を行う目的で矯正歯科治療を行う場合，矯正装置を口腔内に装着することにより，う蝕に罹患したり歯肉に炎症が生じるリスクが高くなる．矯正歯科治療中の患者の口腔内は，細菌を多量に含んだプラークが蓄積しやすく，う蝕や歯周炎を引き起こす原因となる細菌が繁殖しやすい環境となる．したがって，歯科医師は，患者に対して，プラークやバイオフィルムの除去といった，う蝕や歯周疾患を予防するための，系統だった口腔衛生管理を行う責任がある．
　第4章では，診療室で行う口腔衛生の管理（オーラルハイジーン・コントロール）について，第5章では患者が家庭で行うオーラルハイジーン・コントロールについて述べる．

4-1　器械的歯面清掃

　診療室で行うオーラルハイジーン・コントロールの基本は，歯科医師あるいは歯科衛生士によって，歯面上のプラークを除去することである．また，歯科医師や歯科衛生士が，患者の歯肉縁上のバイオフィルムを破壊し，除去することを目的として，口腔清掃を行うことを，PTC (Professional Tooth Cleaning)，また，器械的に口腔清掃を行うことを，PMTC (Professional Mechanical Tooth Cleaning) と呼んでいる．これらは，スウェーデンのAxelssonら[1]によって確立されたう蝕および歯周病に対する予防方法である．ハンドスケーラーを用いて，こつこつとプラークや歯石を除去する方法（図4-1a）と，コントラ・アングル用のラバーカップやブラシ，あるいはProfinコントラ・アングル用のチップに，研磨用のペーストを用いて，器械的に除去する方法がある（図4-1b～図4-1f）．研磨用のペーストを使用した場合，歯の硬組織がペースト中の研磨剤成分によって，削り取られることがあるので，注意を払う必要がある．歯石のように石灰化したプラークは，ハンドスケーラーや超音波スケーラーを用いなければ，除去することができない（図4-1gおよび図4-1h）．器械的な手段あるいは手動による歯面清掃のいずれの方法を用いても，隣接面や小窩裂溝の基底部を，十分に清掃することはできない．そのため，隣接面の清掃には歯間ブラシやデンタルフロスを用いなければならない．また小窩裂溝には，必要ならばシーラントによる処置をしなければならない．

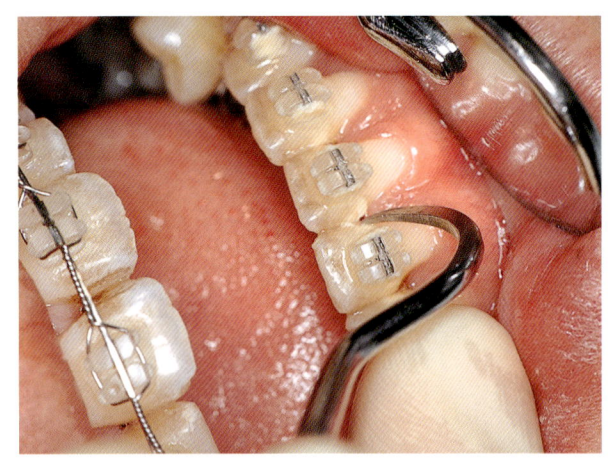

図4-1a　ハンドスケーラーによる歯石の除去

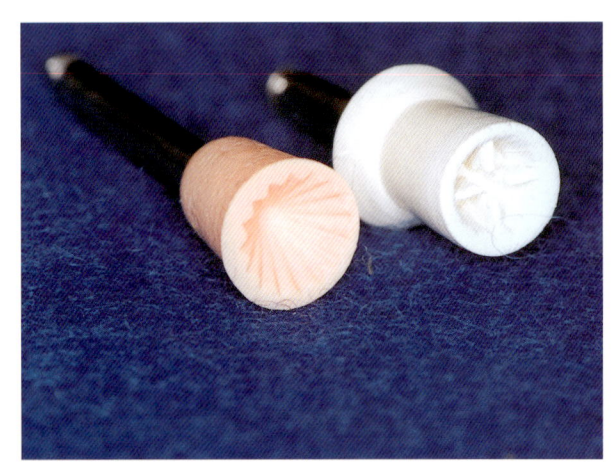

図4-1b　コントラ・アングル用ラバーカップ

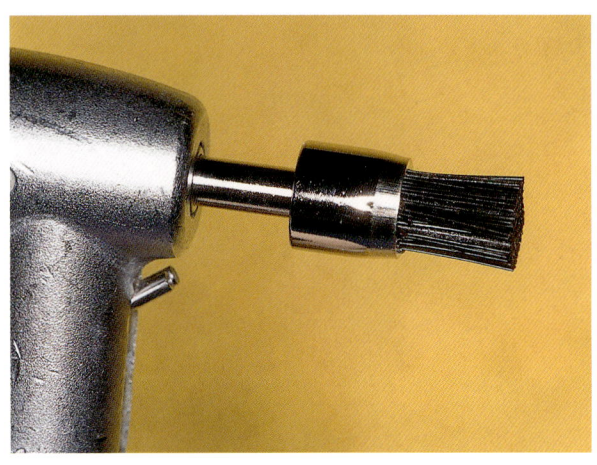

図4-1c　コントラ・アングル用ブラシ

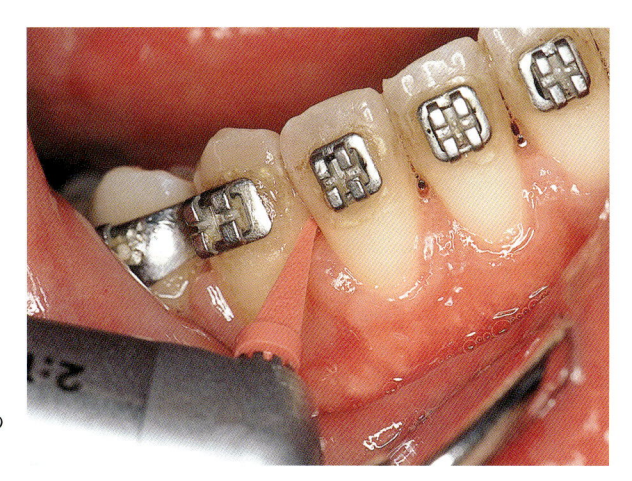

図4-1d　Profinコントラ・アングル用のチップ

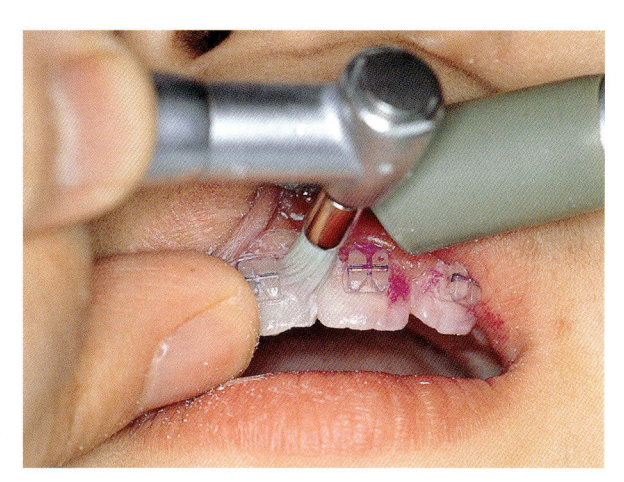

図4-1e　コントラ・アングル用ブラシと研磨剤による歯面清掃

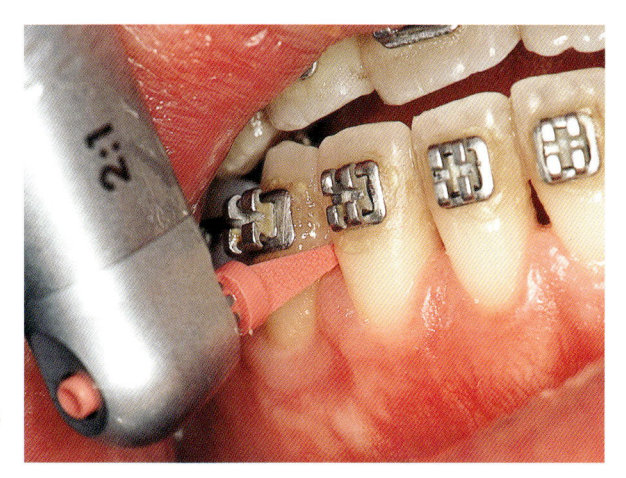

図4-1f　Profinコントラ・アングル用のチップによる歯面清掃

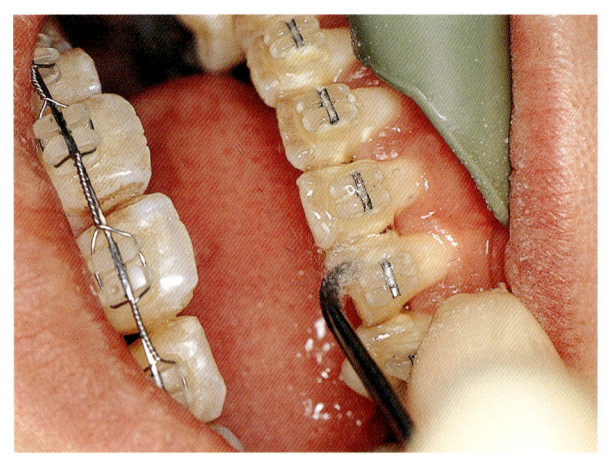

図4-1g 超音波スケーラーによる歯石の除去

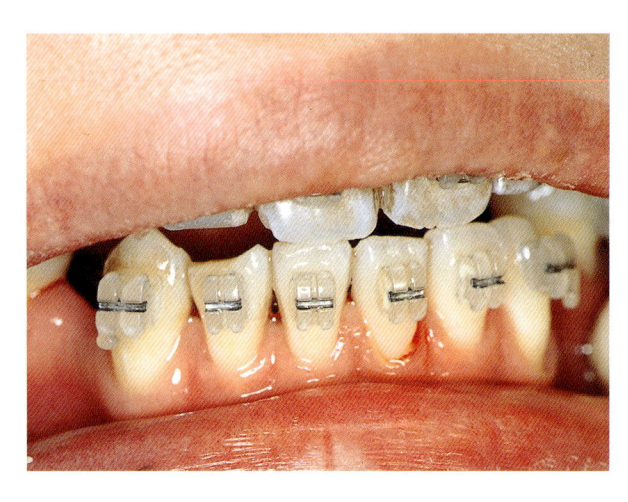

図4-1h 歯石の除去後の下顎前歯部

4-1-1 研磨の効果

　歯科医師や歯科衛生士は，コントラ・アングル用のラバーカップやブラシ，あるいはProfinコントラ・アングル用のチップに研磨剤を付け，歯の表面を磨くことで歯面清掃を行っている．これらの研磨剤を用いて，それぞれの歯について平均5秒間，研磨すれば，プラークと歯の着色を取り除くことができる．

　しかし，研磨剤の中には，軽石やジルコニウム硫酸塩のような研磨成分が，配合されている物もある．このような粗い研磨剤を用いて，歯面清掃を行うと，歯面は大きなダメージを受けることになる．そして，硬組織の欠損の量やエナメル質の表面性状がどれほど粗になっているのかは，研磨成分の種類ばかりではなく，ブラシの硬さ，圧力やス

ピード，歯面清掃によって生じる熱，およびどれくらいの期間その方法を継続しているのかにより異なる．

PMTCの直後から，研磨された歯も，研磨されていない歯も，歯の表面にバイオフィルムが形成される．そのために，歯の表面が平滑であるか否かとプラークの接着能力との間には，科学的に重要な関連性はないと考えられている[2]．しかし，対照的にin vivoの研究によると，歯の粗雑な表面形状がプラークの形成を助長することが知られている[3]．また，見てわかる程度に粗雑な表面をした歯や修復物に関してのみ，表面の粗雑さはプラークの停滞を明らかに助長するとするとの報告もあり[4]，表面の粗さとプラークの接着能力とについては，意見の一致が見られていない．

4-1-2 エナメル質の喪失

研磨剤を用いて歯面清掃をすることによりエナメル質の喪失が生じる．エナメル質の喪失とエナメル質の表面を粗にすることの2つの要素は，ある程度関連している．理想的な研磨剤は，最大の清掃能力を持ちながらも，エナメル質を削り取る能力が最小のものがよい．もし，研磨剤のエナメル質を削り取る能力が低ければ，それだけ歯の着色を取り除くことは困難である．したがって歯面の清掃には，より長時間かかることになる．

最も強力な研磨剤には軽石が配合されており，30秒間の研磨によって，0.6から4.0μmのエナメル質が消失するとの報告[5]がある．象牙質はエナメル質よりも軟らかく，研磨に対する抵抗力は，エナメル質の19分の1に過ぎないとされている[6]．したがって，歯肉退縮が起こり，その結果，歯根の露出が認められる場合には，歯根のセメント質と象牙質は削られてしまうおそれがある．

4-1-3 研磨剤

研磨剤がどの程度の研磨能力を有しているのかを知る方法がある．

1つの方法は，研磨剤の成分表示表から読み取ることができる．最も強力な研磨剤としての成分は，軽石とジルコニウム硫酸塩であり，最も弱い研磨剤の成分はカルシウムピロリン酸塩，リン酸二カルシウム塩である[7]．しかし，同じ成分を有する研磨剤でも，研磨する能力に違いがある．この違いは，研磨成分の含有率や製作方法，使用する結合剤などにより生ずると，考えられている[5]．また，研磨剤のpHも影響を与えるとされている．pHが低い程，すなわち酸性であればあるほど，研磨効果は高まる．

2つ目の方法としては，RDA法の値から知ることができる．RDA法は，American

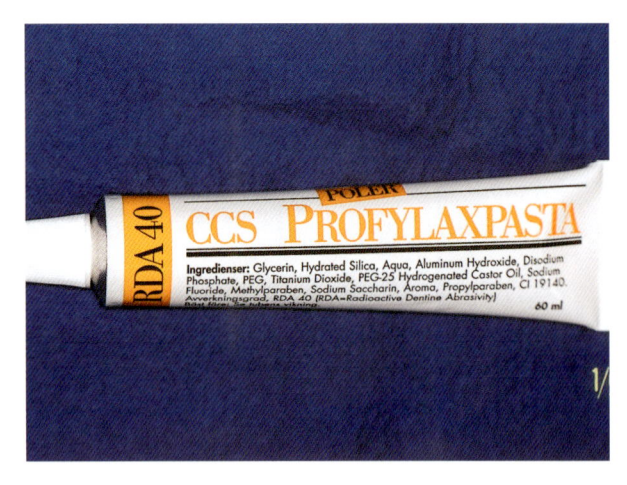

図4-1i　Prophypaste System（RDA値40）の歯面研磨剤

Dental Associationによって認められている，エナメル質を削り取る能力を調査する方法である[8]．その値は，市販されている一部の歯磨剤に「研磨性」として，表記されている．子供や青年のためには，できるだけ小さなRDA値（40から120まで）を備えた研磨剤を選ぶ必要がある．歯磨剤を選択する場合，毎日使用するという理由で，研磨する能力は，重要な要素の1つである．したがって，RDA値が50以下の歯磨剤（図4-1i）を使用するのがよいとの報告[8]もある．

4-1-3-1　フッ素含有の研磨剤

　研磨のたびに，歯の表面からはフッ素を多く含んだ層が削り取られる．したがって研磨剤を使用することによって，フッ素イオンが歯の表面に吸着されれば理想的である．フッ素の生体内での有効率については，信頼のおけるデータはないので，こうした研磨剤のう蝕予防効果は，明らかではない．口腔内に固定式の矯正装置が装着されている場合，研磨剤にフッ素が含まれていようといまいと，PTCやPMTCによるう蝕予防は，来院の度に行わなければならない．フッ素含有の研磨剤を用いて，年に2～4回の予防処置を行うだけでは，う蝕予防効果はきわめて限られている．理論的には，頻繁にフッ素を含有する研磨剤（図4-1j）を使用することが，う蝕予防にはより効果的であるとされている[9]．

図4-1j　フッ素配合歯面研磨剤

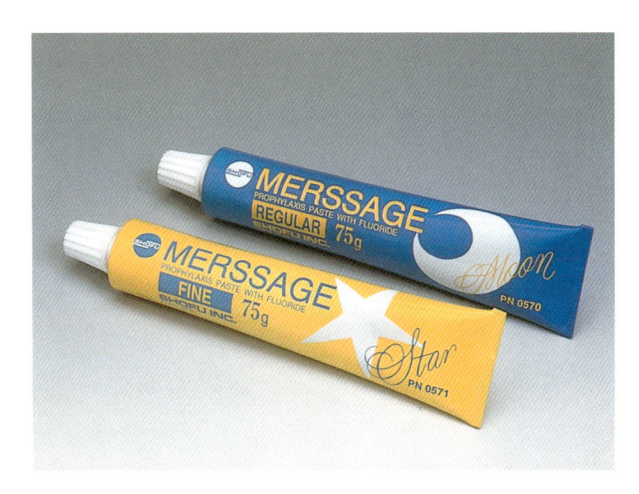

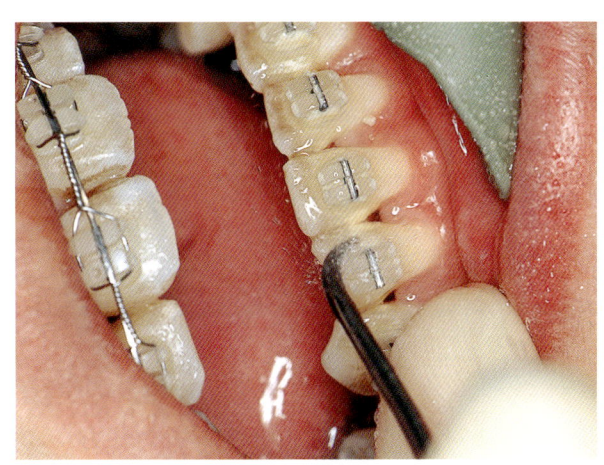

図4-2a　超音波スケーラーを用いて下顎前歯に付着した歯石を除去している

4-2　スケーリング

　歯周病は，プラーク中の細菌が歯肉溝に入ることによって生じる感染症である．歯周病は，歯肉に病変が限局し，仮性ポケットを形成する歯肉炎と，付着上皮が破壊され，真性ポケットが形成される歯周炎に分けられる．歯肉炎は，プラークコントロールと歯肉縁上のスケーリングにより治療することができる．歯肉縁上の歯石除去は，超音波スケーラーを用いて容易に行うことが可能である（図4-2a）．

　一方，歯周炎はプラークコントロールとスケーリングルートプレーニング（以下SRPと記す）の処置が必要である．SRPは，歯肉縁下の歯周ポケット内のバイオフィルムを破壊し，除去することを目的としており，その有効性については，多くの報告[10～15]があ

る．しかし，SRPはハンドキュレットを用いて対象を直視できない状態で行うことが多いので，操作にはかなりの熟練を要すること，処置に時間がかかり，完全に歯石を除去することが難しいこと，また，器具により歯肉溝を損傷することがあり，付着が喪失するといった欠点があげられている[16〜23]．

歯周ポケット内に露出したセメント質を除去する，従来[24〜27]の徹底したSRPに対して，最近では，バイオフィルムを除去することが重要であり，セメント質の積極的な除去は必要ではないとする多くの報告[28〜31]がある．そのため，歯肉縁下の患部に正確に到達するために[32]，あるいはセメント質の削除量がわずかであるように[33]，また，直視が可能なように[34]，チップを改良された超音波スケーラーが開発され，有効性が報告されている．さらに，チップの冷却水の代わりに，抗菌作用のある0.02%のクロールヘキシジン溶液を用いるといった改良を加えた結果，歯周ポケットの深さが減少し，出血指数の減少が認められたとする報告がある[35]．

近年，ルートプレーニングに歯科治療用レーザーが応用できることが報告されている[36]．今後，超音波スケーラーやレーザーを用いた器具の改良により，SRPあるいはルートプレーニングが容易に行えるようになることが期待されている．

4-3 う蝕処置

最近のう蝕治療は，充填処置から予防的処置，あるいは進行の抑制を目的とした治療へと変化してきている．このような変化に対応するためには，う蝕発生のメカニズムとエナメル質の再石灰化のプロセスを，十分に理解しておく必要がある．

個々の患者ごとに，う蝕に罹患するリスクを予測し，患者に応じた再石灰化の促進を含む，う蝕予防方法を講じる必要がある．とりわけ，初期う蝕に対して，慎重な診断と処置が必要である．

4-3-1 う蝕の病因

う蝕の病因としては，以下のようなものが考えられる．
1）う蝕病原菌の感染．
2）バイオフィルムの歯面への定着．
3）う蝕病原菌により産生された酸による歯質の脱灰．

それぞれの病因に対して，予防方法や処置方法を知っておく必要がある．

まず,「う蝕病原菌の感染」については,生後約2歳の頃に両親(特に食事を与えてくれる人)より,垂直感染をひき起こすことが知られている.この時期に,口腔内の細菌叢が定着するので,口移しで食物を子供に与えない.また,母親のStreptococcus mutans菌が多ければ多いほど子供へ感染する率は高くなり[37],母親の口腔内を清潔にし,Streptococcus mutans菌を減少させれば,子供へ感染する率を減少させることができる[38]ことが知られている.すなわち,親のう蝕病原菌を2歳前後の時期に子供に感染させないことが,感染に対する予防法といえる.

つぎに,「バイオフィルムの歯面への定着」については,PMTCの処置を定期的に行うことで,予防することができる.

さらに,「う蝕病原菌により産生された酸による歯質の脱灰」については,脱灰の状態および患者のう蝕罹患のリスク診断の結果をもとに処置方針を決める.以下の5通りの処置内容が考えられる.

1) 無処置のまま放置し,定期的に観察する.
2) クロールヘキシジンなどの殺菌剤を含んだデンタルリンスを用いて,定期的に観察する.
3) フッ素を塗布し,定期的に観察する.
4) 予防的処置として,小窩裂溝にシーラントの処置を行う.
5) 修復処置を行う.歯の保存が可能であれば,硬組織を切削し,充填処置あるいは抜髄処置を行う.保存が不可能な場合は,抜歯を行う.

4-3-2 フッ素の塗布

フッ化物には,歯質脱灰の抑制,再石灰化の促進,歯質の強化,細菌による酸産生の阻害,細菌の糖取り込みの阻害および抗菌作用がある.診療室におけるオーラルハイジーンコントロールを目的として使用する場合は,リン酸酸性フッ素溶液あるいはジェル(図4-3a)を塗布する.1回の使用量は,約2g程度とする.その中にフッ素が約18mg含まれている.矯正歯科治療中の患者には,3ヶ月に1回を目安に,フッ素塗布を継続的に行うのが効果的である(図4-3b,4-3c).

診療室において,フッ化物の塗布を行う場合,イオン導入法やトレー法,あるいはフッ素を含んだジェルを,綿球やコントラ・アングル用のラバーカップやブラシに付け,歯面に塗布する方法がある.いずれの方法を行うにしても,唾液の流れがよくない場所

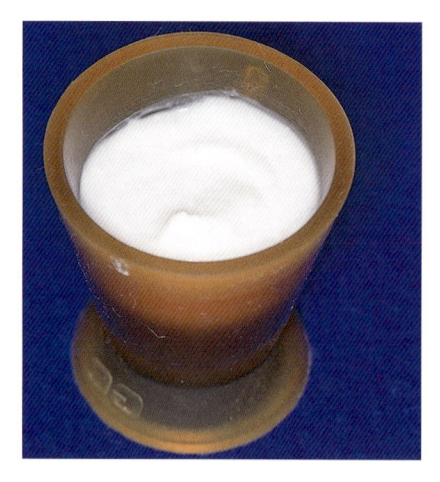

図4-3a　フッ化物を含んだ溶液やジェルを適量(約2g)ラバーカップに取る

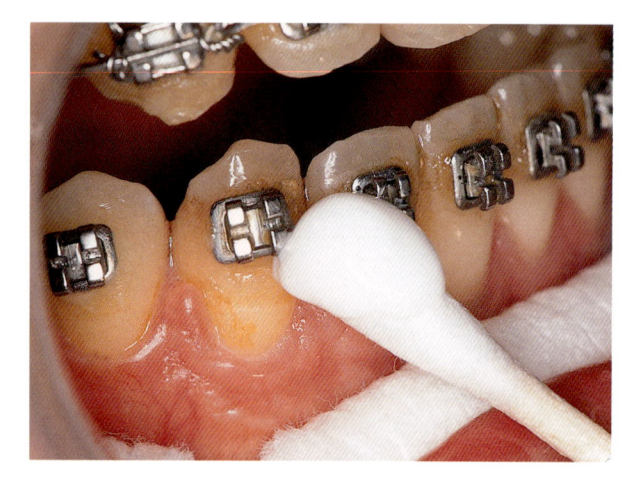

図4-3b　フッ化物の塗布には綿球あるいは綿棒を用いるとよい

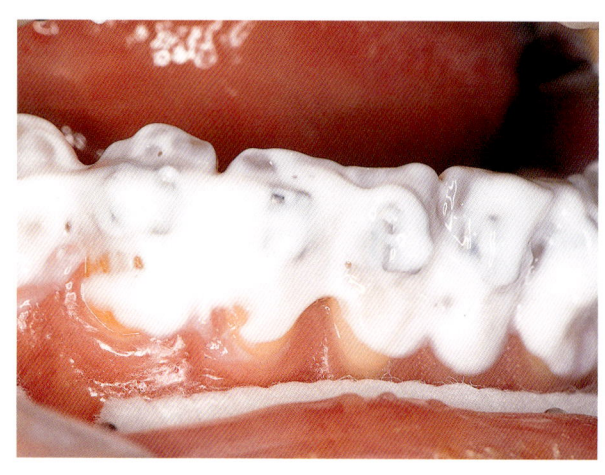

図4-3c　フッ化物を塗布後，約30分このままにしておくと効果的である

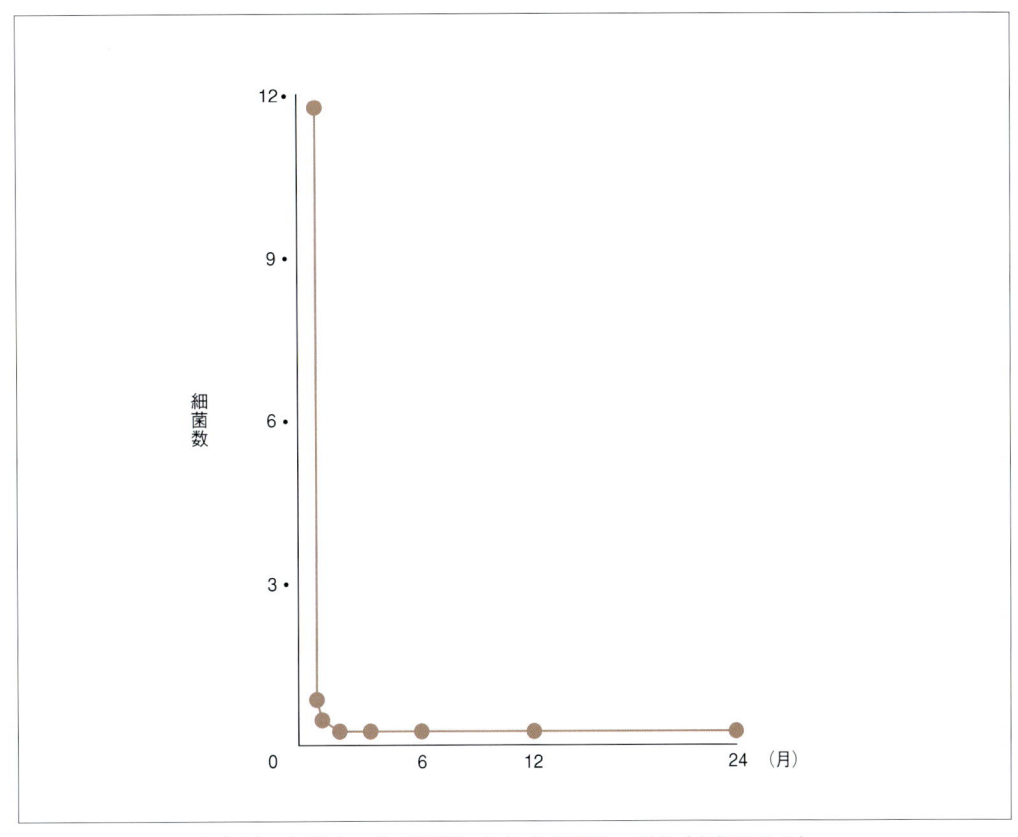

図4-3d　シーラントを行った場合の小窩裂溝における細菌数の変化（文献39より）

に，フッ化物を塗布することは，う蝕予防に効果的である．

　フッ化物の塗布を行う際の注意点を以下に記す．
1）　塗布前に，必ずPMTCを行うこと．
2）　塗布後少なくとも30分間は，飲食をさせないこと．
3）　塗布後のうがいは，できる限り我慢させること．

4-3-3　シーラント

　図4-3dに示すように，う蝕に罹患したと考えられる小窩裂溝に対して，シーラントを適切に施した場合，約2週間で小窩裂溝中の細菌が激減し，約2年間その状態が維持されることが知られている[39]．

シーラントによる予防充填の適応としては，う蝕に罹患するリスクが高く，歯科医院においてブラッシングや食事の指導，フッ素塗布などの処置を行ったにもかかわらず，口腔内の環境の改善が認められない患者に用いるものである．しかし，定期的に検診のために来院することができない患者や，患者の家族の協力が得られない場合には，う蝕に罹患するリスクの高い患者ばかりでなく，リスクの低い患者に対しても，実施するのが望ましい．

またシーラントは，初期う蝕に感染した小窩裂溝に対して，切削を行わず，消毒，エッチングを施した後，充填が行われる処置でもある．しかし，消毒剤およびエッチング液が到達しにくいような形態であったり，深部までう蝕が広がっていたりするような場合には，小窩裂溝の一部を切削した上で，シーラントを施すこともある．

シーラントを行う前に，切削の処置が必要なのかどうかを，診断する必要がある．

4-3-3-1　シーラントの適応

シーラントの適応症を以下に記す．

1) 形態的にう蝕に罹患しやすい歯の場合．
2) う蝕に罹患するリスクが高く，しかも改善が望めない場合．
3) 親が歯科治療に対して非協力的な場合．
4) 探針を用いてう蝕の診査を行った場合．
5) 修復するには至らない裂溝う蝕の場合．

4-3-3-2　シーラント処置を行う際の注意点

シーラントを行う前の注意点としては，以下の項目が挙げられる．

1) 裂溝の形態や深さについて視診する．
2) 患者や親に対して，食習慣や歯磨きの習慣などについて，問診を行う．
3) 患者がう蝕に罹患するリスクが高いかどうかの客観的な診断を行う．

以上の結果をもとに，シーラントを実施するかどうかを判断する必要がある．

4-3-3-3　シーラントの手順

以下に，シーラント（レジン系）の手順を記述する．

ステップ1　コントラアングル用ブラシや超音波スケーラーを用いて歯面の清掃を行う（図4-3e）．

ステップ2　ラバーダムを用いて防湿を行うのが望ましい（図4-3f）．しかし矯正歯科治

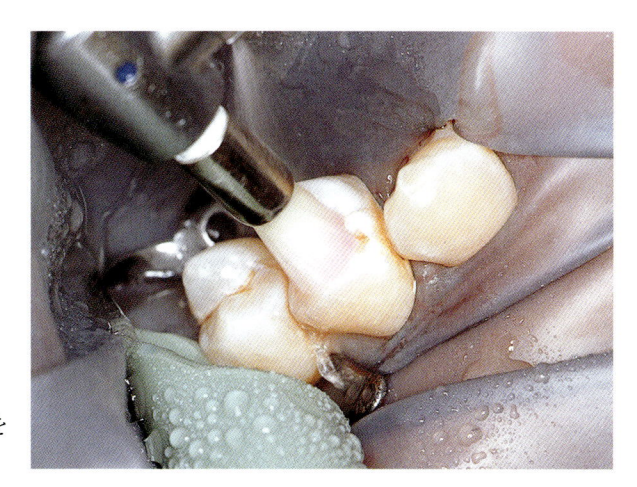

図4-3e　コントラアングル用ブラシを用いて歯面清掃を行う

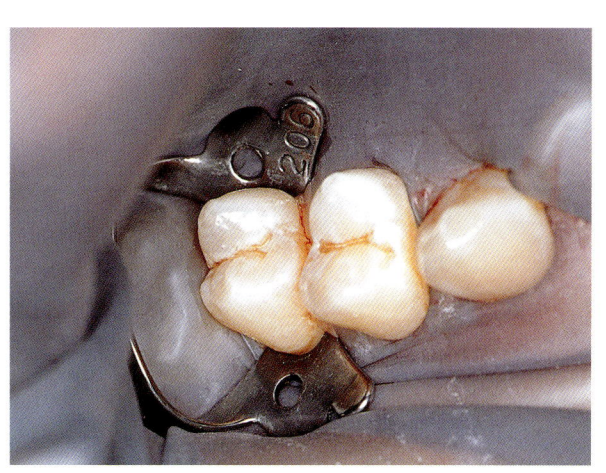

図4-3f　ラバーダムを使用するのが望ましい

療中の患者の場合，とりわけ固定式装置が装着されているような場合は，歯にクランプをかけることが難しい．そのような場合は，ドライフィールドシステムを用いてシーラントの処置を行うとよい（図4-3gおよび図4-3h）．

ステップ3　次亜鉛素酸ナトリウムを含んだ裂溝消毒剤（図4-3i）を用いて裂溝の消毒を行い，水洗を行う．

ステップ4　エッチングと水洗を行い，乾燥させる（図4-3j）．エッチングや水洗の時間については，使用説明書に従うこと．

ステップ5　裂溝が深い場合はもう一度，裂溝の消毒を行い，十分に水洗する．

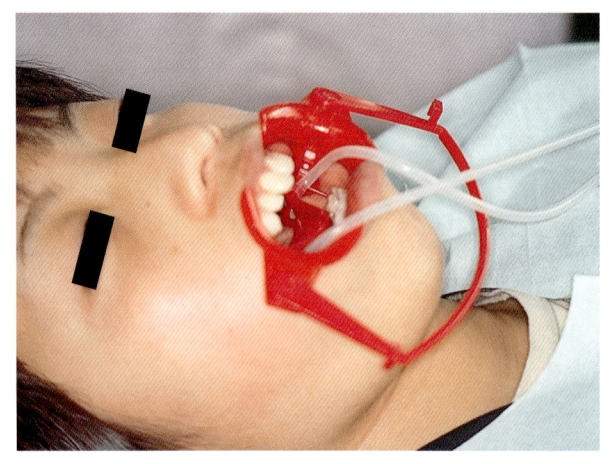

図4-3g　ドライフィールドシステム

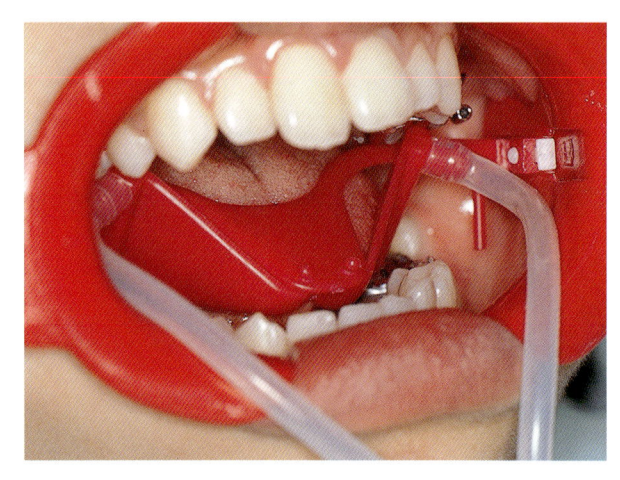

図4-3h　ドライフィールドシステム（拡大図）

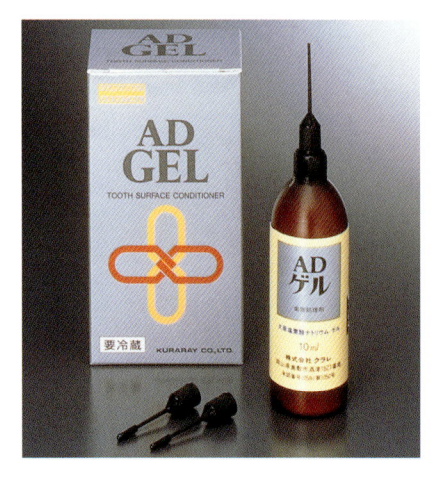

図4-3i　次亜鉛素酸ナトリウムを含んだ裂溝消毒剤

第4章 診療室におけるオーラルハイジーン・コントロール

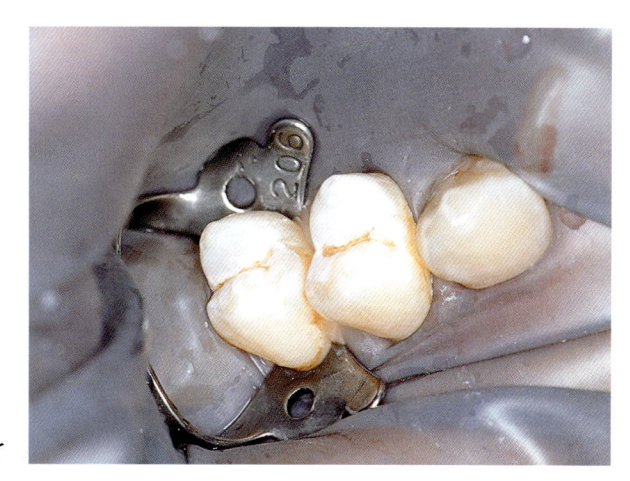

図4-3j　エッチング，水洗，乾燥が完了

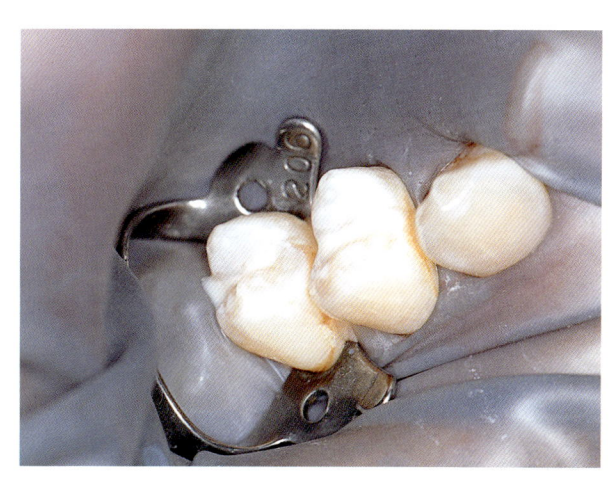

図4-3k　シーラントを行う

ステップ6　十分に乾燥させた後，気泡が入らないように注意をしながらシーラントを行う（図4-3k）．
ステップ7　重合後，咬合調整を行う（図4-3iおよび図4-3m）．

4-3-3-4　グラスアイオノマーセメントによるシーラント

　シーラントには，レジン系のシーラント材を使用する方法と，グラスアイオノマーセメントを用いる方法がある．両者の比較については，次のような報告[40]がある．調査結果によると，レジン系のシーラント材を使用した歯の5％にう蝕が発生したが，グラスアイオノマーセメントでシーラントを行った場合，1〜12ヶ月で60％が，60ヶ月までに

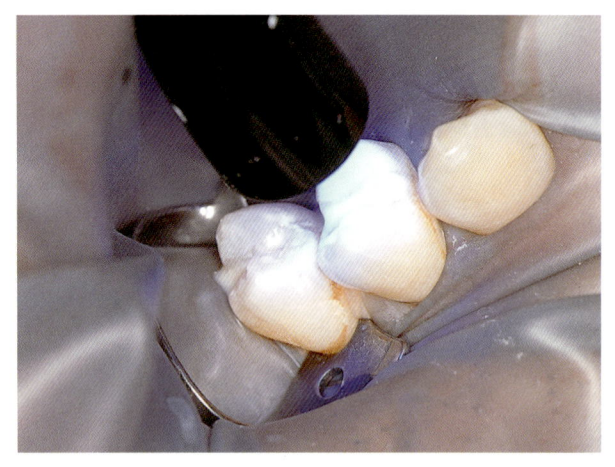

図4-3l　シーラントを重合中

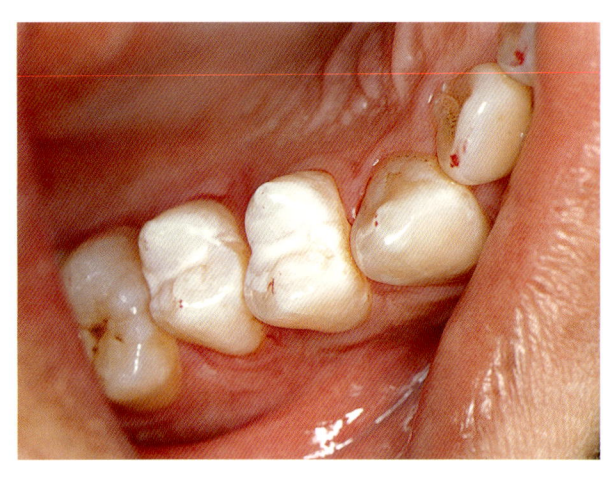

図4-3m　咬合調整を行いシーラントが完了

95％の歯のシーラントが剥離したにもかかわらず，う蝕がまったく認められなかった．すなわちグラスアイオノマーセメントによるシーラントの方がレジンによるシーラントと比較してう蝕に罹患するリスクが低いと考えられる．また，グラスアイオノマーセメントを用いてシーラントを行った場合，唾液中のフッ素が高いレベル（0.3〜0.8ppm）で維持され，他のフッ化物を塗布するたびにフッ素がセメント内に蓄積されるとの報告もある[41]．さらに，グラスアイオノマーセメントをシーラントに用いる利点としては，

1) エナメル質への接着力がある[42]ので，エッチング処理が不要である．
2) グラスアイオノマーセメントからフッ素やアパタイト形成イオンであるストロンチウムが放出される（図4-3n）ので，再石灰化が期待できる[43, 44]．また，フッ素イオン

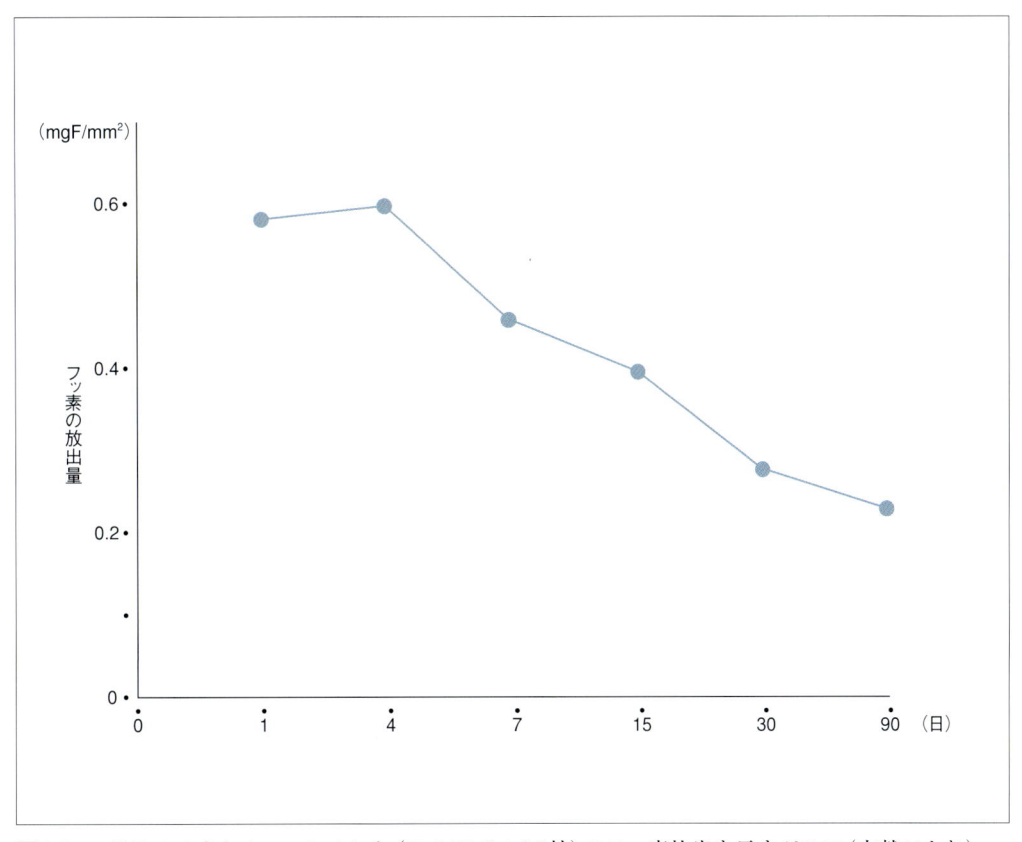

図4-3n グラスアイオノマーセメント（Fuji Ⅱ LC：GC社）のフッ素放出を示すグラフ（文献44より）

が存在するので，Streptococcus mutans菌の増殖が抑制される．
3）咬耗などが生じても，容易に盛り足すことが可能である．
4）微小漏洩を防止することができる．
などが挙げられる．

　以上のことより，矯正歯科治療中の患者に対して，う蝕予防およびう蝕に罹患するリスクを軽減させる目的で，グラスアイオノマーセメントをシーラント材として使用することは，効果的な手段である．

4-3-4　状況に応じたう蝕処置

　う蝕処置は，予防的な処置の範囲を超えると判断される場合にのみ行う．歯を保存す

ることが可能であれば，歯髄を保存できるかどうかの診断を行い，適切な処置を行う．保存が不可能な状態であれば抜歯を行う．患者のう蝕に罹患するリスクが低ければ，できるだけ歯質を残すような処置を考えなければならない．

1）歯を保存することが可能な場合

先に述べたように，グラスアイオノマーセメントはフッ素徐放性が認められ，接着強度および感水性も向上しており，修復材として優れていることを示す報告[40〜46]も多く認められる．また，フッ素を放出する量はわずかではあるが，フッ素徐放性のコンポジットレジンも市販されている．これらの充填材料を用いて，歯質をできる限り保存し，う蝕処置を行うことが可能となっている．すなわち，軟化象牙質を完全に除去できなくても，これらの材料を用いることで，歯髄を保存することができるようになってきている[47]．一方，アマルガム充填は，2次う蝕に罹患しやすく，盛り足すことができないという欠点がある．また，歯に対する接着性がないために，不必要な歯質の切削が必要であること，フッ素徐放性がないこと，審美性に乏しいために，初期のう蝕に応用すべきではないとする意見[48,49]がある．

このように，材料の進歩に伴い，歯髄の保存が可能な症例が増加している．しかし，どうしても歯髄が消炎しないなら，抜髄を行うとよい．

2）保存不可能なう蝕処置について

保存不可能と診断された歯については，抜歯となる．

4-3-5 矯正歯科治療時のう蝕予防とう蝕処置

矯正歯科治療開始前に，矯正歯科治療を行う上での術前検査を行う．その際に，患者のう蝕罹患に対するリスク診査も同時に行う必要がある．リスク診査は，第2章で述べたう蝕原因菌の数，唾液の緩衝能，プラーク量および飲食の習慣などについて行う．それらの結果をもとに，う蝕罹患に対するリスク診断を行い，患者の口腔内環境が矯正装置を装着することが可能かどうかを把握する必要がある．すべての患者に対して，装置を装着する前に，口腔衛生管理の重要性を分かり易く説明した上で，必ずブラッシング指導，食事指導，フッ素塗布およびシーラントなどの予防処置やう蝕処置を行わなければならない．また，う蝕に罹患するリスクが高い患者については，PMTC，SRPなどの処置を行い，う蝕に罹患するリスクを低減させた後に，矯正歯科治療を開始するべきである．その際，歯肉出血指数やオーラルハイジーンインデックスなどの値を参考にし，

個々の患者のう蝕に罹患するリスクに応じて，対策を考える必要がある．また，装置が装着されることにより口腔内の環境が変化するので，すべての患者に対して，矯正歯科治療中も継続して，オーラルハイジーン・コントロールを行わなければならない．

矯正歯科治療中，とくに固定式矯正装置が装着されている場合，う蝕処置が必要ならば，一時，矯正治療を中断し，う蝕処置を行う必要がある．装置を撤去している期間をできるだけ短くするように，矯正歯科医と一般歯科治療医との連携をうまく行う必要がある．また，多数歯にわたるう蝕が認められるならば，まず矯正治療を中断し，う蝕処置を優先して行う．つぎに，徹底したブラッシング指導と予防的な処置を行い，う蝕に罹患するリスクが低減したと確認できるまでは，矯正歯科治療を再開してはならない．

歯科医師は，バンドの試適と装着を行う際には，以下の事柄に注意を払わなければならない．

1）バンドを試適する前には必ず，処置を行う歯にPMTCやSRPの処置を行ったうえでフッ素を塗布する．
2）適合の良いバンドを装着する．
3）バンドを歯肉縁下に入れないようにする．
4）バンドの合着にはフッ素徐放性の合着材料を用いる．

また，バンドを装着している場合，う蝕の発見が遅れることが多い．そのため，咬合面から歯の色調を十分に観察する，あるいは，バンドを装着している期間が長い場合は，1年に1度程度，バンドを撤去し，隣接面や歯頸部がう蝕に罹患していないかを調べる必要がある．

アタッチメントをボンディングする際には，歯科医師はエッチング操作が不要なフッ素徐放性を有したボンディング剤を使用するなどの工夫を行い，患者のう蝕に罹患するリスクを，少しでも減らすように心がけることが大切である．

4-4 矯正歯科治療時の歯周外科処置

成人や歯周疾患が認められる青年期の患者に対しては，矯正歯科治療を行う前に，第3章で述べたような歯周組織の診査を行い，矯正歯科治療を行ってよいかどうかを判断する必要がある．また，矯正歯科治療を行う前に改善すべき問題があるのかどうかを把握しておかねばならない．そのためには，プラークの量，プロービング値，出血の有無，

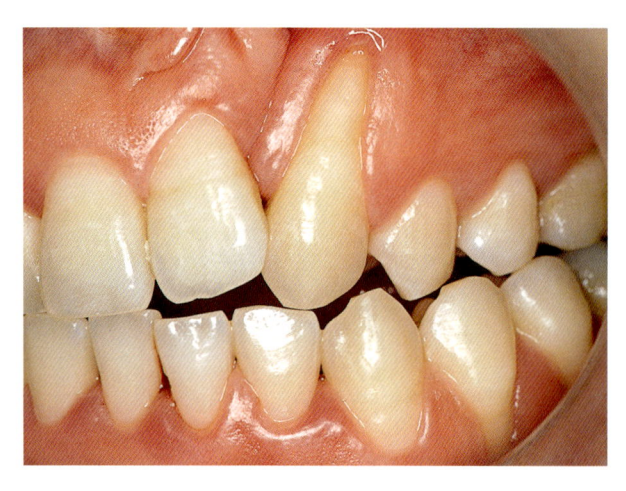

図4-4a　歯肉退縮

炎症の有無，歯の動揺度などを診査し，全顎のデンタルレントゲン写真を撮影して，歯槽骨の量および歯根分岐部の状態を確認しておく必要がある．これらの診査や評価は，矯正歯科治療中も定期的に行うとよい．

　以下のような症状を伴う患者に対して，矯正歯科治療を行う場合には，PMTCやSRPの処置を行った後に，歯周外科処置を行うこともある．
1）歯肉退縮
2）歯槽骨の形態異常
3）動揺
4）咬合性外傷

4-4-1　歯肉退縮

　歯肉退縮は，歯肉が歯根尖側に移動し歯根表面がしだいに露出することである（図4-4a）．その原因としては，
1）加齢
2）誤ったブラッシング方法により，過度の外的刺激が加わった場合
3）埋伏歯を遊離歯肉から萌出させた場合
4）歯の位置異常

などが挙げられる．

　矯正歯科治療を行う前に歯肉退縮が認められる，あるいは予想される場合には，術前に十分な付着歯肉を獲得しておくために，歯肉移植などの歯周外科処置を行うほうがよ

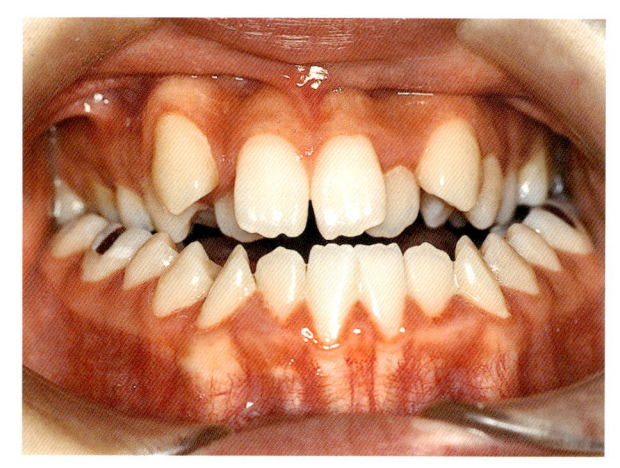

図4-4b　歯槽骨の唇舌的な厚みが薄い患者の口腔内写真

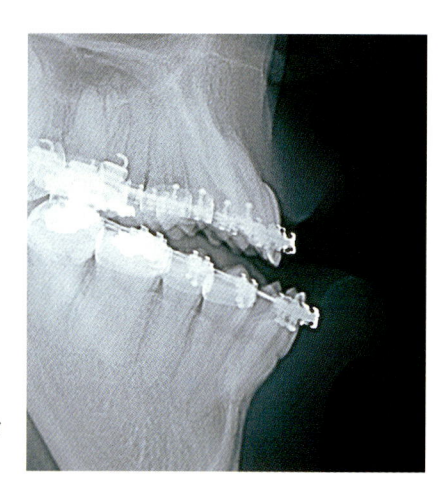

図4-4c　歯槽骨の唇舌的な厚みが薄い患者の側方セファロレントゲン写真

い．また，矯正歯科治療中に歯肉退縮が生じた場合は，治療を一時中断し，原因を除去する．さらに必要な場合は，歯周外科処置を行う．

　埋伏歯を牽引する場合，とくに上顎中切歯や上顎犬歯では，遊離歯肉より萌出させると歯肉退縮が認められ，審美的な改善が必要となることが多い．そのため，埋伏歯を牽引する場合は，付着歯肉より萌出させるように牽引方向を工夫し，歯肉退縮を起さないように注意を払わなければならない．

4-4-2　歯槽骨の形態異常

　下顎前歯部の歯槽骨の唇舌的な厚みが薄い場合，歯根の豊隆が視覚的にわかるほど歯肉の薄い症例がよく見られる（図4-4bおよび図4-4c）．また，このような症例では，歯根

が歯槽骨より突出していることが多く，術前に歯肉退縮を起すことが予想されるので，あらかじめ付着歯肉の獲得を目的とした歯周外科処置を行うとよい．

つぎに，歯槽骨に欠損が認められる場合は，歯槽骨の再生療法の適応症であること確認した上で，矯正歯科治療を行う前にGTR法などの方法を用いて，歯槽骨の形態の改善を計るとよい．

4-4-3 動揺

矯正歯科治療を開始前に，歯に動揺が認められる場合は，消炎を計るあるいは咬合調整を行うなどして，原因を除去しなければならない．原因を除去し，矯正歯科治療を開始した場合，動揺が認められた歯にはあまり負担がかからないように注意を払う必要がある．例えば，その歯を移動させる場合は，弱い力で時間をかけて慎重に移動させるようにする．また固定源として用いる場合は，隣在歯を用いて加強固定を行うなどの配慮が必要である．

4-4-4 咬合性外傷

矯正歯科治療中に咬合が変化し，咬合性外傷が起きることがある．歯の動揺や歯槽骨の吸収といった症状が認められる場合には，プラークコントロールを十分に行いつつ，咬合調整を行う，あるいは対顎の歯を移動させるなどして，症状が出現した歯を安静な状態に保つ必要がある．また，原因を除去する方法として，咬合挙上を行う方法もある．しかし，咬合を挙上すると下顎下縁平面角が開大するので，症例を選んだ上で慎重に行わなければならない．

4-5 矯正歯科治療におけるオーラルハイジーン・コントロール

う蝕や歯周疾患に対する検査や処置を考慮した，矯正歯科治療の流れ図を図4-5に示す．

歯科医師および歯科衛生士は，矯正装置が装着されている特殊な口腔内環境の患者に対して，う蝕や歯周疾患を予防するための系統だった口腔衛生管理を行う責任がある．すなわち，個々の患者に応じたオーラルハイジーン・コントロールを行う必要がある．また，患者が矯正歯科治療中にう蝕や歯周疾患に罹患するリスクを少しでも低減させるような予防的処置を行うだけではなく，患者の口腔内に使用する材料の選択にも気を配る必要がある．さらに，第5章で述べる内容ではあるが，歯科医師および歯科衛生士は，

第4章　診療室におけるオーラルハイジーン・コントロール

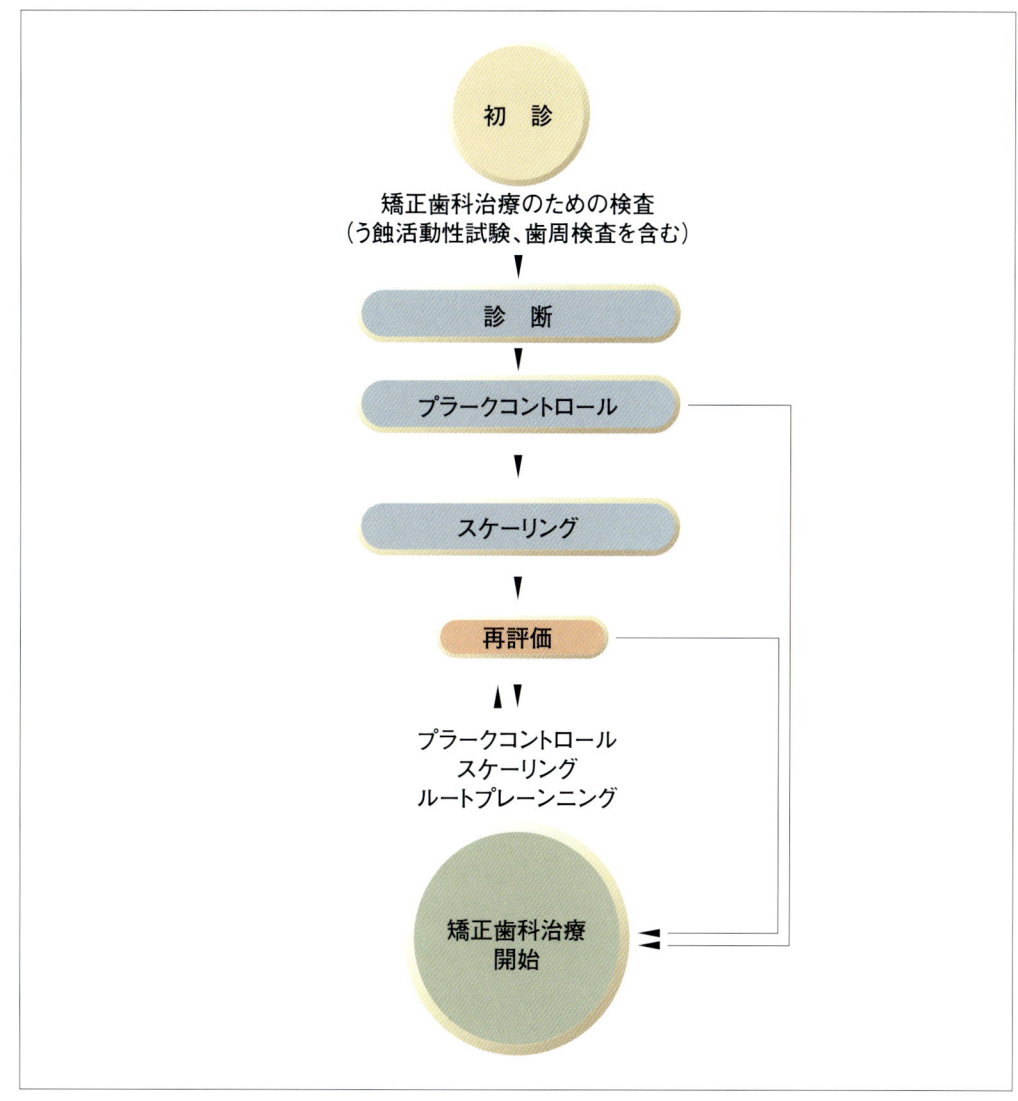

図4-5　う蝕や歯周疾患に対する検査や処置を考慮した矯正歯科治療の流れ図

患者に対して矯正歯科治療中および治療後も健全な口腔内の環境を保つことができるような動機付けを行い，オーラルハイジーン・コントロールについての正しい知識と能力を習得させるよう指導しなければならない．

参考文献

1. Axelsson P, Lindhe J. The effect of a preventive program on dental plaque, gingivitis and caries in schoolchildren. Result after one and two years. J Clin Periodontol 1: 126-138, 1974.
2. Frandsen A. Mechanical oral hygiene practices. State-of-the science review. In: Loe H, Kleinman DV(eds): Dental plaque control measures and oral hygiene practices. Oxford, IRL Press: 93-116, 1986.
3. Quirynen M, Marechal M, Busscher HJ, Weerkamp AH, Darius PL, van Steenberghe D. The influence of surface free energy and surface roughness on early plaque formation. An in vivo study in man. J Clin Periodontol 17: 138-144, 1990.
4. Sheiham A. Prevention and control of periodontal disease. International conference on research in the biology of periodontal disease. Chicago, University of Illinois, 309-368, 1977.
5. Barbakow F, Lutz F, Imfeld T. Relative dentin abrasion by dentifrices and prophylaxis paste. Implications for clinicians, manufactures, and patients. Quintseesnce Int 18: 29-34, 1987.
6. Stookey GK, Schemehorn BR. A method for assessing the relative abrasion of prophylaxis materials. J Dent Res 58: 588-592, 1978.
7. Newbrun E. Effectiveness of water fluoridation. J Public Health Dent 49: 279-289, 1989.
8. Barbakow F, Lutz F, Imfeld T. A review of methods to determine the relative abrasion of dentifrices and prophylaxis pastes. Quintessence Int 18: 23-28, 1987.
9. Stookey GK. Critical evaluation of the composition and use of topical fluorides. J Dent Res 69: 805-812, 1990.
10. Pihlstrom BL, Ortiz-Campos C, McHugh RB. A randomized four-year study of periodontal therapy. J Periodontol 52: 227-242, 1981.
11. Hill RW, Ramfjord SP, Morrison EC, Appleberry EA, Caffesse RG, Kerry GJ, Nissle RR. Four types of periodontal treatment compared over two years. J Periodontol 52: 655-662, 1981.
12. Becker W, Becker BE, Ochsenbein C, Kerry GJ, Caffesse RG, Morrison EC, Prichard J. A longitudinal study comparing scaling, osseous surgery and modified Widman procedures. Result after one year. J Periodontol 59: 351-365, 1988.
13. Claffey N, Loos B, Gantes B, Martin M, Heins P, Egelberg J. The relative effects of therapy and periodontal disease on loss of probing attachment after root debridemant. J Clin Periodontol 15: 163-169, 1988.
14. Loos B, Nylund K, Claffey N, Egelberg J. Clinical effect of root debridement in molar and non-molar teeth. A 2-year follow-up. J Clin Periodontol 16: 498-504, 1989.
15. Loesche WJ, Schmidt E, Smith BA, Morrison EC, Caffesse R, Hujoel PP. Effects of metronidazole on periodontal treatment needs. J Periodontol 62: 247-257, 1991.
16. Schaffer EM. Histological results of root curettage of human teeth. J Periodontol 27: 296-300, 1956.
17. Waerhaug.J. Healing of the dento-epithelial junction following subgingival plaque control. I: As observed in human biopsy material. J Periodontol 49: 1-8, 1978.
18. Waerhaug.J. Healing of the dento-epithelial junction following subgingival plaque control. II: As observed on extracted teeth. J Periodontol 49: 119-134, 1978.
19. Stambaugh RV, Dragoo M, Smith DM, Carasali L. The limits of subgingival scaling. Int J Periodont Rest Dent 1(5): 31-41, 1981.
20. 松尾良平．スケーリング，ルートプレーニングの歯肉縁下歯根面における器具操作の効果について．日歯周誌 25: 80-97, 1983.
21. Nordland P, Garrett S, Kiger R, Vanooteghem R, Hutchens LH, Egelberg J. The effect of plaque control and root debridement in molar teeth. J Clin Periodontol 14: 231-236, 1987.
22. Badersten A, Nilveus R, Egelberg J. Scores of plaque, bleeding, suppration and probing depth to predict probing attachment loss. 5 years observation following non-surgical periodontal therapy. J Clin Periodontol 17: 102-107, 1990.
23. Cobb CM. Non-surgical pocket therapy: Mechanical. Annals of Periodontology 1: 443-490, 1996.
24. Hatfield CG, Baumhammers A. Cytotoxic effect of periodontally involved surfaces of human teeth. Arch Oral Biol 16: 465-468, 1971.
25. Jones WA, O'Leary TJ. The effectiveness of in vivo root planning in removing bacterial endotoxin from the roots of periodontally involved teeth. J Periodontol 49: 337-342, 1978.
26. Nishimine D, O'Leary TJ. Hand instrumentation versus ultrasonics in the removal of endotoxin from root surfaces. J Periodontol 50: 345-349, 1979.
27. Daly CG, Seymour GJ, Kieser JB, Corbet EF. Histological assessment of periodontally involved cementum. J Clin Periodontol 9: 266-274, 1982.

28. Nakib NM, Bissada NF, Simmelink JW, Goldstine SN. Endotoxin penetration into root cementum of periodontally healthy and diseased human teeth. J Periodontol 53: 368-378, 1982.
29. Hughes FJ, Smales FC. Immunohistochemical investigations of the presence and distribution of cementum-associated lopopolysaccharides in periodontal disease. J Periodontal Res 21: 660-667, 1986.
30. 光崎潤子，田中裕子，大竹　徹，長谷川紘司．水洗による露出歯根の内毒素除去効果．日歯周誌 30: 1055-1060, 1988.
31. 小田　茂．歯周炎罹患歯におけるendotoxinの浸透程度について．日歯周誌 34: 46-59, 1992.
32. Takacs VJ, Lie T, Perala DG, Adams DF. Efficacy of 5 machining insutruments in scaling of molar furcations. Periodontol 64: 228-236, 1993.
33. Gantes BG, Nilveus R, Lie T, Leknes KN. The effect of hygiene instruments on dentin surfaces: scanning electron microscopic observations. J Periodontol 63: 151-157, 1992.
34. Johnson GK, Reinhardt RA, Tussing GJ, Krejci RF. Fiber optic probe augmented sonic scaler versus conventional sonic scaling. J Periodontol 60: 131-136, 1989.
35. Reynolds MA, Lavigue CK, Minah GE, Suzuki JB. Clinical effect of simultaneous ultrasonic scaling and subgingival irrigation with chlorhexidine: mediating influence of periodontal probing depth. J Clin Periodontol 19: 595-600, 1992.
36. Myers TD. Lasers in dentistry: their application in clinical practice. J Am Dent Assoc 122: 47-50, 1991.
37. Berkowitz RJ, Turner J, Green P. Maternal salivary levels of Streptococcus mutans and primary oral infection of infants. Arch Oral Biol 26(2): 147-149, 1981.
38. Kohler B, Bratthall D, Krasse B. Preventive measures in mothers influence the establishment of the bacterium Streptcoccus mutans in their infants. Arch Oral Biol 28: 225-231, 1983.
39. Handelman SL. Effect of sealant placement on occlusal caries progression. Clin Preventive Dent 4(5): 11-16, 1982.
40. Mejare I, Mjor IA. Glass ionomer and resin-based fissure sealants: a clinical study. Scand J Dent Res 98: 345-350, 1990.
41. Hatibovic-Kofman S, Koch G. Fluoride release from glass ionomer cement in vivo and in vitro. Swed Dent J 15: 253-258, 1991.
42. Fritz UB, Finger WJ, Uno S. Resin modified glass ionomer cements: Bonding to enamel and dentine. Dent Mater 12: 161-166, 1996.
43. Ngo H, Mount GJ, Peter MCRB. A study of glass-ionomer cement and its interface with enamel and dentin using low-temperature, high-resolution scanning electron microscope technique. Quintessence Int 28: 63-69, 1997.
44. Bala O, Üçtaşli M, Can H, Türköz E and Can M. Flouride release from various restorative materials. J Nihon Univ Sch Dent 39(3): 123-127, 1997.
45. Crim GA. Marginal leakage of visible light-cured glass ionomer restorative materials. J Prosthet Dent 69: 561-563, 1993.
46. Forsten L. Short and long-term fluoride release from glass ionomers and other fluoride containing filling materials in vitro. Scand J Dent Res 98: 179-185, 1990.
47. Ten Cate JM, van Duinen RNB. Hypermineralisation of dentinal lesions adjacent to glass ionomer cement restorations. J Dent Res 74: 1266-1271, 1995.
48. Simonsen RJ. Move over amalgam- at last. Quintessence Int 26, 157, 1995.
49. Qvist V, Laurberg L, Poulsen A, Teglers PT. Longevity and cariostatic effects of everyday conventional glass-ionomer and amalgam restorations in primary teeth: three-year results. J Dent Res 76(7): 1387-1396, 1997.

第5章　家庭におけるオーラルハイジーン・コントロール

　固定式矯正歯科治療用の装置が口腔内に装着されている場合，細菌を多量に含んだプラークが蓄積しやすいために，う蝕や歯周炎を引き起こす原因となる細菌が繁殖しやすい環境となる．また，患者が装置の調節のために3～4週間に1度来院するということから考えると，患者自身が行うオーラルハイジーン・コントロールは歯科医院で行うオーラルハイジーン・コントロール以上に，重要である．まず，歯科医師および歯科衛生士は，患者にオーラルハイジーン・コントロールの原理と重要性を自覚させ，患者自身が矯正歯科治療に参加しているという意識を明確に持たせる必要がある．また，歯科医師および歯科衛生士は，装着された矯正装置や，個々の患者の家庭や職場などの環境に応じた指導を行うよう，心がけることが大切である．

5-1　情動や認知の発達段階における動機付け

　診療室においていくらPMTCやSRPを行ったとしても，日常生活においてオーラルハイジーン・コントロールがなされなければ，予防効果は十分ではない．そのため，家庭におけるオーラルハイジーン・コントロールを行う際に重要なことは，患者にしっかりとした動機付けを行うことである．しかし，患者に対する動機付けの方法は，情動や認知の発達段階によって異なる．すなわち，歯科医師および歯科衛生士は，心理社会的な発育段階に応じた言葉や内容で，患者に動機付けさせなければならない．より効果的に動機付けさせるためには，情動や認知の発達段階を理解しておく必要がある．本書では，患者と意思の疎通を図る上で役立つように，Eriksonの情動発達の段階[1]とPiagetの認知発達の段階[2]における動機付けの考え方を紹介する．

5-1-1　Eriksonの情動発達の段階による動機付け[3]

1）Eriksonの情動発達の段階による動機付けの考え方

　Eriksonは，人格の発達段階として「人生の8期」を提唱した．この8つの発達段階の中で，矯正歯科治療の対象となることの多い4つの発達段階について述べる．各段階の暦齢には，個人差があることを忘れてはいけない．

(1)「自発性対罪の意識」の段階（3歳～6歳）

　この時期に，初めて歯科医院を訪れることが多い．この時期の子供は自律性が発達し，

いろいろな活動の計画を立てて，うまく遂行しようとするようになる．歯科医院を訪れる不安に対抗することにより得られる成功は，患者の独立心を養い，物事を成し遂げる感覚を育てることができる．そのため初めて来院した時は，実質的な治療はせずに見学程度にとどめておくとよい．こうした経験から，母親と離れることに耐えることができ，治療に協力的な態度をとるようになる．

(2)「勤勉と劣等感」の段階（7歳～11歳）

　この情動発達段階の時期に，矯正歯科治療を開始する場合が多い．この段階では，親の影響が減少し，友達の影響が増加する．そのためこの段階の患者は，「歯を磨かないと虫歯になるよ」といった抽象的な概念によって動機付けられることはない．仲間から自分の評価が上がることにより動機付けされることが多いので，例えば「虫歯になると友達から笑われるよ」などと表現すれば良い．

(3)「人格的同一性と役割の混乱」の段階（12歳～17歳）

　この情動発達段階の時期に，エッジワイズ装置を用いた治療を行うことが多い．この時期は思春期にあたり，自我が獲得される心理社会的な発達段階である．この時期の行動管理はきわめて難しく，親の権威は拒絶されることが多い．この段階の患者は，抽象的な概念を簡単に把握することができるが，健康に関する問題は，他人事のように思うことが多い．

(4)「親密さと孤立」の段階（成人期）

　近年，この情動発達段階の時期に，矯正歯科治療を開始する患者が増えてきている．この時期は，他人との親密な関係をつくることから始まる．親密さが発達するかどうかは，よい関係を維持するために積極的に自己犠牲や妥協できるかどうかに依存している．

5-1-2　Piagetの認知発達の段階による動機付け[3]

　Piagetは，認知発達理論ではヒトの一生は4つの大きな段階にわけることができるとした．この4つの発達段階の中で，矯正歯科治療の対象となることの多い3つの発達段階について述べる．また，各段階の暦齢には，個人差があり，場合によっては，最終段階まで到達しない者もいることを理解しておく必要がある．

(1) 前操作的段階（2歳～7歳）

この段階における思考過程の特徴は，客観的に物事を見ることができないことである．そして，非生物体に生命が宿っていると信じる傾向が挙げられる．歯科医師および歯科

衛生士は抽象的な説明をするより，直感的な感覚を利用するとよい．例えば「歯を磨いてあげれば，歯はぴかぴかになったと言って喜ぶよ」などと表現するとよい．

(2) 具体的な操作的段階（7歳〜11歳）

この段階では，物事を別の角度からとらえることができるようになる．また，この段階の子供の思考は，具体的な状況と強く結びついており，具体的な例を示さずに抽象的な概念だけで話を展開することは，意思の疎通を図るうえで大きな障害となる．歯科医師および歯科衛生士は，より具体的な説明をするとよい．例えば「歯を清潔に保ちましょう」などと抽象的に表現するよりも，より具体的に「毎日，朝ご飯を食べた後と晩ご飯を食べた後に，歯ブラシに歯磨剤をこの位つけて，こういう風にして歯を磨きなさい」などと表現するとよい．

(3) 具体的な操作的段階（11歳〜成人）

この段階では，抽象的な概念を理解する能力が身につく．知的な面では，大人として扱わなければならない．

5-1-3 歯科医師と歯科衛生士が留意すべき点

歯科医師と歯科衛生士は，患者と良好な関係を保つように心がけ，動機付けを行う際には，以下の点に留意する必要がある．

(1) 歯科医師と歯科衛生士は，歯科疾患に罹患したことで，患者を非難してはいけない．無意識の内に患者にストレスを与え，動機付けができなくなる．
(2) 家庭および歯科医院におけるオーラルハイジーンコントロールの目的について具体的にしかも分かりやすく患者に説明し，理解してもらう．
(3) 歯科医院のすべてのスタッフは，統一した見解を持たなければいけない．
(4) 初対面の患者に信頼してもらうことは，難しいことである．患者に対して敬意を持って接していき，時間をかけて信頼関係を築いていけばよい．
(5) 患者に指図するような口調で指導してはいけない．また，言葉遣いには十分配慮する必要がある．
(6) 患者に「一度教えたはずだ！」といった中傷的な発言をしてはいけない．一度教わったからといって，すぐに実行できるものではない．どのようにしたら上手にできるようになるか，患者をよく観察し，よりよいアドバイスを与えることが効果的である．

(7) 患者に批判的な指導や無理強いをしてはいけない．

(8) 上手にできるようになれば，評価し，誉める事が大切である．しかし，上手にできるようになる前にも，改善がわずかでも認められた場合は，患者を励ます意味で誉めることも重要である．

(9) よい結果は，より強い動機付けにつながる．

しかし，「やる気のない」患者に対しては，上手にできるようにならなければ，矯正装置を口腔内に装着できないことを，患者に告げておく必要がある．なぜなら，矯正装置を口腔内に装着すると，う蝕および歯周病に罹患するリスクが，増加するからである．

歯科疾患についてのさまざまな情報を得た上で，来院する患者も少なくはない．今日的な傾向として，最新の研究成果にもとづいた説明を聞きたいと思う患者が増えてきている．科学的証拠にもとづく，指導が必要な時代なのである．したがって歯科医師や歯科衛生士は，最新の論文を読み，知識を高めておくことも大切である．

5-1-4 段階的な指導法

患者自身が，実践的なオーラルハイジーン・コントロールを行うための指導法を以下に要約する．

(1) 歯肉出血指数を記録しておくことは，動機付けに有効である．患者は多くの場合組織の破壊や炎症が出血と関連していると認識している．患者は，出血している部位に対して，注意を払うことが多い．この結果についてあまり大げさに考えなくてもよいが，最低限の注意を与える必要がある．歯肉出血指数検査を繰り返し行うことで，患者がうまく動機付けできているかどうかがわかる．

(2) 歯面に付着したプラークを染色するだけでは，強い動機付けにはならない．例えば，専門家が前歯のうちの1本だけを歯面清掃を行う．その後，染色を行い，その1本の前歯だけが汚れていないことを示すと，効果的な動機付けを行うことができる．

(3) 患者は，自分の舌でプラークを認識するように，学習しなければならない．舌が「ざらざら」と感じるところに，プラークは残っている．

(4) 患者自身が視覚的にチェックできる方法を用いるのも効果的である．たとえば，はじめは指導をせずにブラッシングを行わせ，その後染色する．染色された状態をデジタルカメラ等で記録し，プリントアウトしたものを自宅の洗面所に張っておく．その患者にとってどこが磨きにくいのか，あるいは磨くのが不得手かをブラッシン

グの際に常に意識させる（心理学でいう「強化」）．慣れてくれば，歯磨きを行った後に，きちんと磨けているかどうかを，確認するために，染め出しを行うとよい．その際，手鏡を用いて自分の口腔内を確認しながら磨く習慣をつけさせると，患者自身でチェックすることができるので，口腔清掃や矯正歯科治療に対する意欲を増すことにつながる．

5-2　矯正歯科治療に用いる装置とブラッシング

ブラッシングの目的としては，
- プラークの除去
- 食屑の除去
- フッ化物の塗布

が挙げられる．

　一般に，ブラッシングは毎食後行う，あるいは，朝食後と就寝前の2回行うのがよい．その場合，特に食後のブラッシングは食屑の除去を目的として，就寝前のブラッシングはプラークの除去およびフッ化物の塗布を目的として丁寧に行うのがよい．就寝前のブラッシングは，少し面倒ではあるが，2度磨きを薦める．すなわち，1度目は，歯に付着したプラークを確実に除去し，よく口を濯ぐ．2度目には，歯磨剤を歯ブラシにたっぷりと付け，歯にフッ化物を含んだペーストを擦り込むようにして用いるのがよい．2度目のブラッシングの後は口をあまり濯がないようにする．

　本節では矯正歯科治療によく用いられる固定式装置の説明[4]と，その装置が装着された状態でブラッシングを行う際の注意点を以下に挙げる．装着された装置の目的と構造，および予想される治療結果について，患者自身に説明しておくことで，患者に「治療に参加する」という意識を向上させ，家庭におけるオーラルハイジーン・コントロールを行う際の強い動機付けとなる．

5-2-1　リンガルアーチ装置（図5-2-1）

〔装置の説明〕

　この装置は，保隙装置あるいは固定を加強する目的で使用する．また，主線に弾線を鑞着し，歯を傾斜移動させる場合にも用いる．装置は，主線と臼歯用バンドおよび臼歯用のバンドの舌側に熔接された維持装置から構成される．

〔ブラッシングの注意点〕

　主線や補助弾線が歯頸部付近に設置されるので，舌側歯頸部にう蝕や歯肉の炎症が生じやすい．ブラッシングの際には，「装置の周囲を特によく磨く」ように指導する必要がある．

　この装置と歯肉の間には繊維質の食物がはさまりやすい．はさまった場合は，指や爪楊枝などで除去しようとせず，装置が変形しないように歯間ブラシを用いて除去するように指導する．

5-2-2　クウォドヒーリクス装置（図5-2-2）

〔装置の説明〕

　この装置は，上顎歯列を側方に拡大する目的で使用する．装置は，4つのヒーリクスをもつ1本のワイヤーと左右大臼歯用バンドから構成される．

〔ブラッシングの注意点〕

　アームが歯頸部付近に設置されるので，舌側歯頸部にう蝕ができやすい．また，大臼歯遠心部のヒーリクス付近の粘膜部に炎症が生じやすい．そのため，ブラッシングの際には，「バンドの周囲とアームの周囲を特によく磨く」ように指導する必要がある．

　この装置と歯肉の間には繊維質の食物がはさまりやすい．はさまった場合は，指や爪楊枝などで除去しようとせず，装置が変形しないように歯間ブラシを用いて除去するように指導する．

5-2-3　ヘッドギア（図5-2-3）

〔装置の説明〕

　顎外固定装置の1つである．望ましくない歯の移動を防止したり，鼻上顎複合体の前方成長の抑制，上顎大臼歯の遠心移動を目的として使用する．ダブルバッカルチューブが熔接された大臼歯バンド，フェイスボウおよびネックストラップまたはヘッドキャップおよびトラクションリリースから構成されている．

第5章　家庭におけるオーラルハイジーン・コントロール

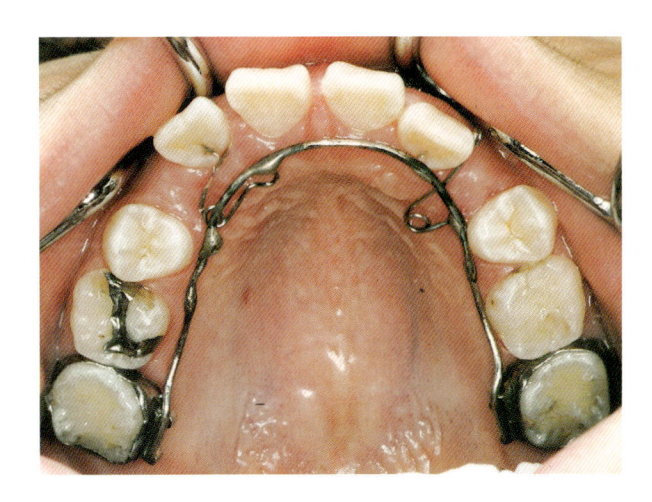

図5-2-1　リンガルアーチ装置

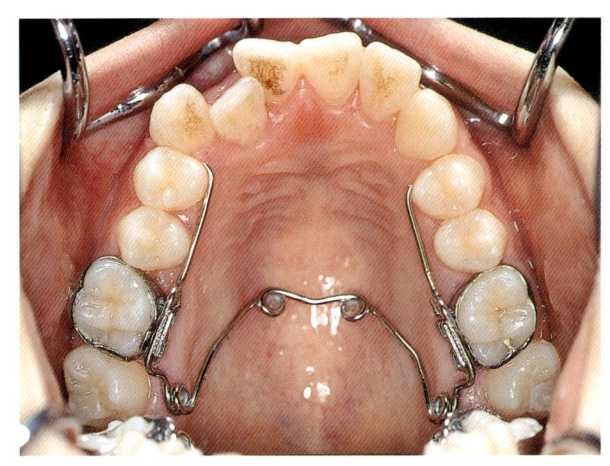

図5-2-2　クウォドヒーリクス装置

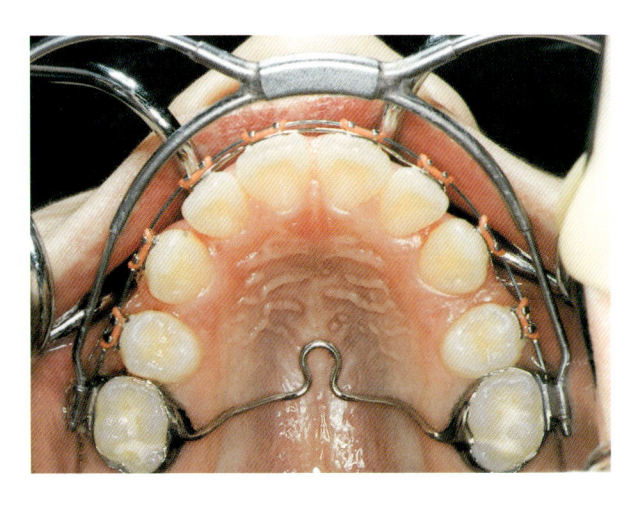

図5-2-3　ヘッドギア

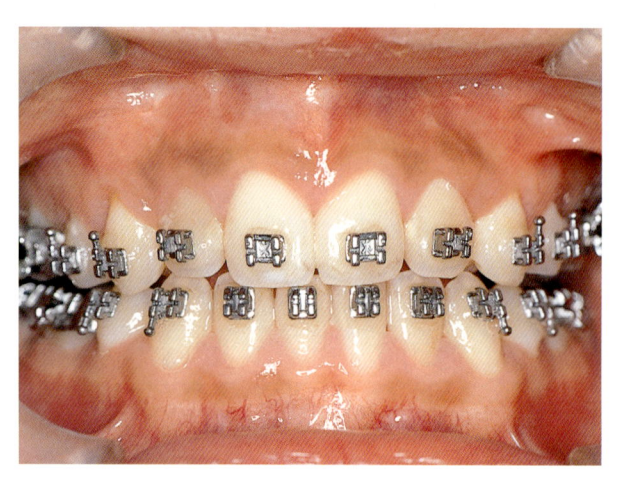

図5-2-4a　エッジワイズ装置を装着した患者の口腔内写真（正面）

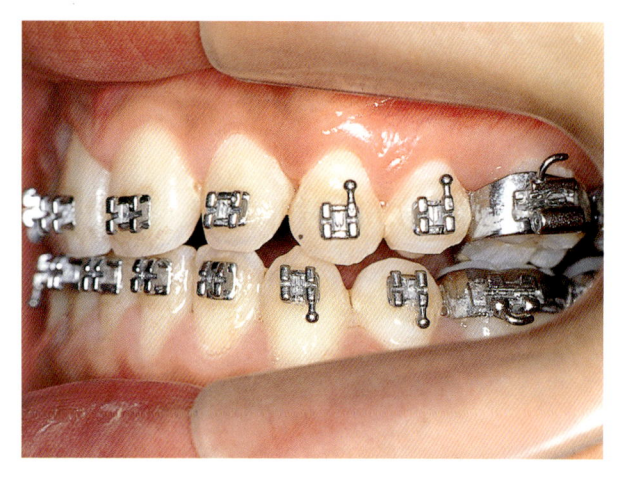

図5-2-4b　エッジワイズ装置を装着した患者の口腔内写真（側面）

〔ブラッシングの注意点〕

　フェイスボウおよびネックストラップまたはヘッドキャップおよびトラクションリリースは，取り外しが可能なので，ブラッシングには特に考慮する必要はない．しかし，上顎第一大臼歯に装着された「バンドの周囲を特によく磨くよう」に指導する必要がある．また，装置を使用していくと上顎第一大臼歯が遠心移動し，上顎第一大臼歯と上顎第二小臼歯あるいは第二乳臼歯との間にスペースが生じる．そのスペースに食物が入り込みやすく，上顎第一大臼歯の近心隣接面や上顎第二小臼歯あるいは第二乳臼歯の遠心隣接面にプラークが付着しやすくなる．歯科医師および歯科衛生士は，歯が移動する経過を観察しながら，その時々に応じたブラッシング指導を行う必要がある．

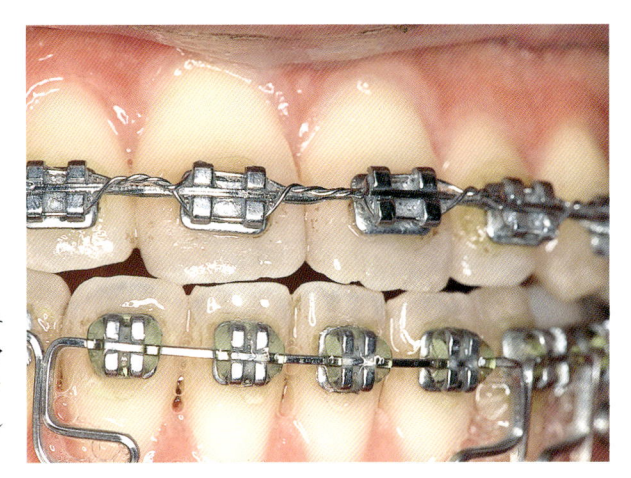

図5-2-4c　エッジワイズ装置（アタッチメントとアーチワイヤー）上顎はワイヤーリガチャーで下顎はエラスティックリガチャーでアーチワイヤーを固定している

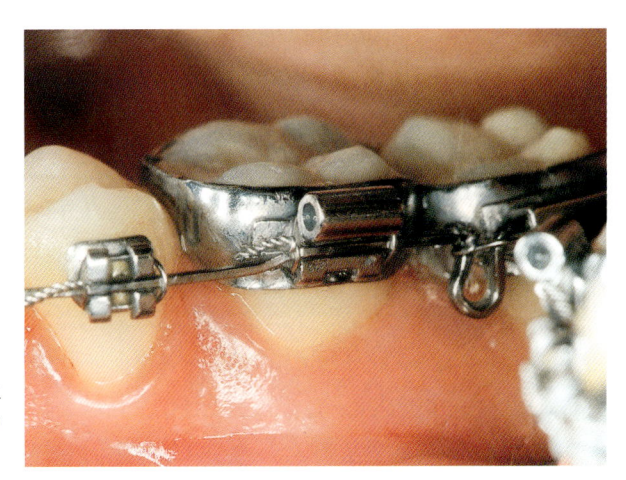

図5-2-4d　エッジワイズ装置（バンドに溶接されたアタッチメントとアーチワイヤー）

5-2-4　エッジワイズ装置（図5-2-4a〜図5-2-4d）

〔装置の説明〕

　エッジワイズ装置は，歯体移動を含むあらゆる歯の移動を，三次元的にコントロールすることが可能な装置である．歯に接着された，あるいはバンドに熔接されたアタッチメントとアーチワイヤーで構成される．

〔ブラッシングの注意点〕

　アーチワイヤーは，スロットから外れないように，エラスティックリガチャーやワイヤーリガチャーなどを用いて固定されている．複雑な構造のため，歯科医師および歯科衛生士は，患者自身が家庭でオーラルハイジーンコントロールができるように，十分に

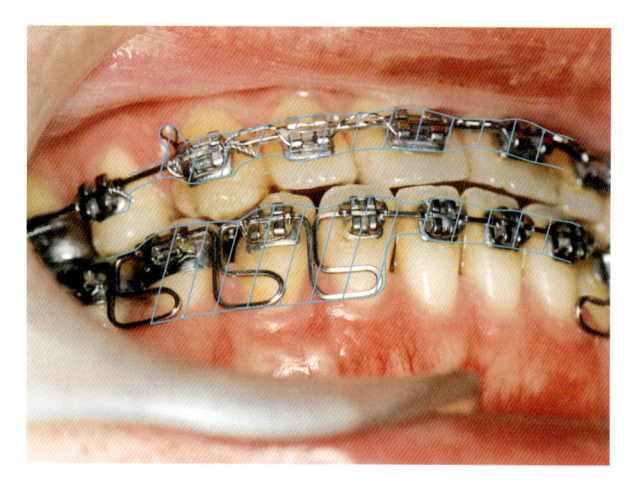

図5-2-4e アタッチメント周囲のブラッシングを行うのが難しい部位

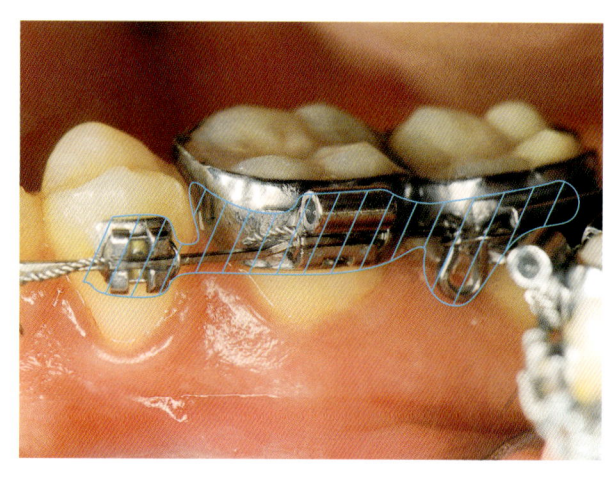

図5-2-4f バンドの周囲のブラッシングを行うのが難しい部位

指導しなければならない.

　エッジワイズ装置の装着中には,「アタッチメントの周囲およびアタッチメントと歯肉の間の歯頸部を特によく磨く」ように指導しなければならない（図5-2-4eおよび5-2-4f）.これらの部位はエッジワイズ装置を装着して治療を行う際に,最もう蝕に罹患しやすい部位であることを忘れてはいけない.その患者が,う蝕罹患のリスクが高ければ,フッ素の塗布などの予防処置に加えて,PMTCを来院ごとに行うとよい.

・「アタッチメントの周囲」の磨き方

　図5-2-4gおよび図5-2-4hに示すように,歯冠側および歯頸側の2方向より,歯ブラシの毛先が45度の角度でアタッチメントにあたるように磨くとよい.さらにアタッチメン

第5章　家庭におけるオーラルハイジーン・コントロール

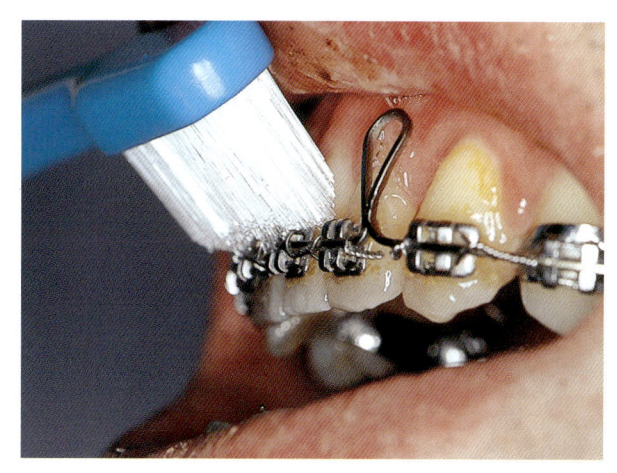

図5-2-4g 「アタッチメントの周囲」の磨き方

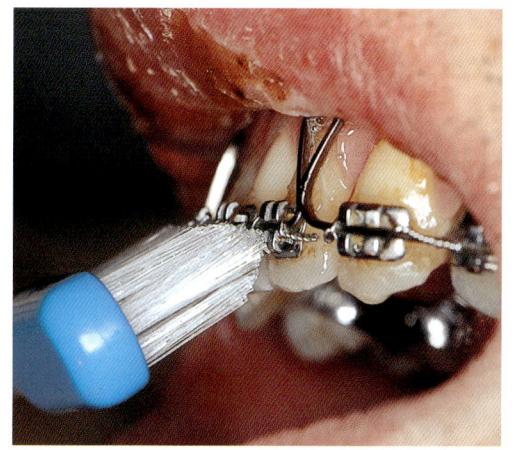

図5-2-4h アタッチメントの歯冠側の磨き方

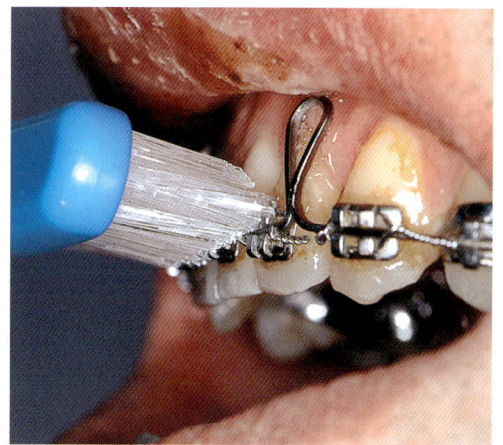

図5-2-4i アタッチメント中央の磨き方

ト中央より，歯ブラシの毛先が垂直にアタッチメントにあたるように磨くとよい（図5-2-4i）．アタッチメントの近心部および遠心部は，図5-2-4jのように磨くとよい．また，歯間ブラシを用いると効果的である（図5-2-4j）．

・「アタッチメントと歯肉の間の歯頸部」の磨き方

アタッチメントと歯肉の間の歯頸部については，歯ブラシの毛先が45度の角度で歯肉や歯頸部にあたるように磨くとよい（図5-2-4l）．

抜歯空隙が存在する場合は，空隙部の近遠心面にプラークが付着しやすい．その場合は，歯ブラシの毛先を利用して，舌側より磨くとよい．また，叢生状態の隣接面につい

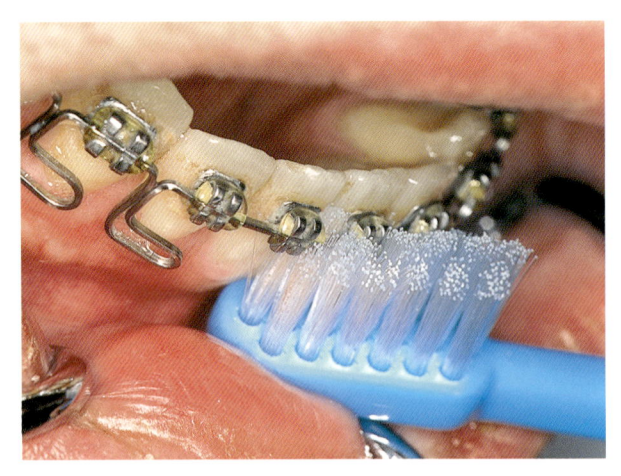

図5-2-4j　アタッチメントの近遠心部の磨き方

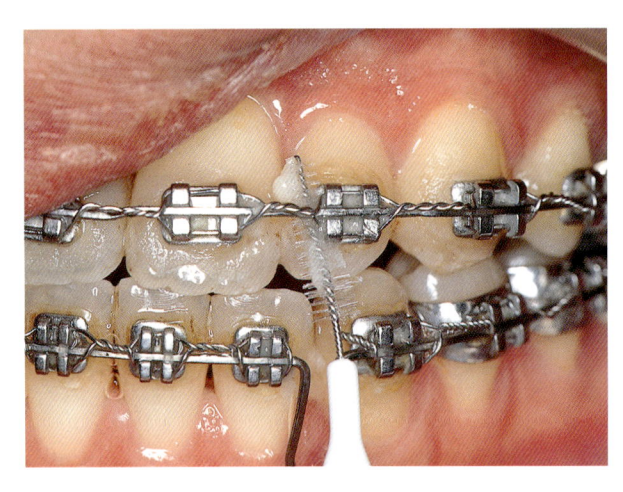

図5-2-4k

　てもプラークが付着しやすい．この場合は，歯間ブラシやフロススレッダーを利用してデンタルフロスを使用するとよい．また，ループ付のアーチワイヤーが装着されている場合（図5-2-4m），図5-2-4nのようにループの下から歯ブラシの毛先を挿入すると効果的である．

　いずれの固定装置が装着されている場合でも，歯ブラシが矯正装置に接触して毛先が痛みやすい．不完全な道具では，十分なオーラルハイジーン・コントロールを行うことはできないので，患者が適切な道具を用いているかどうかを定期的に確かめることも重要である．

第5章　家庭におけるオーラルハイジーン・コントロール

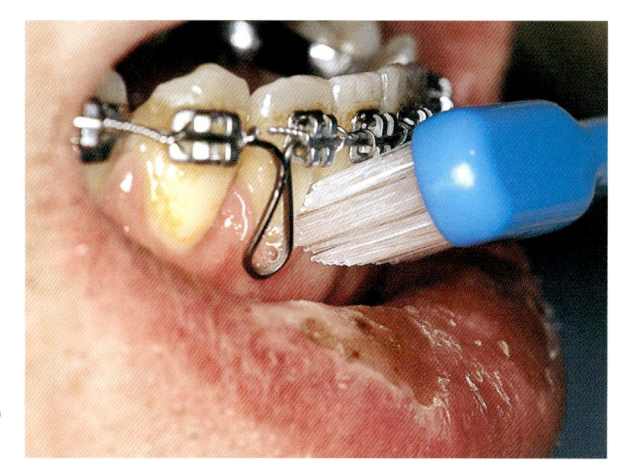

図5-2-4l　アタッチメントと歯肉の間の歯頸部の磨き方

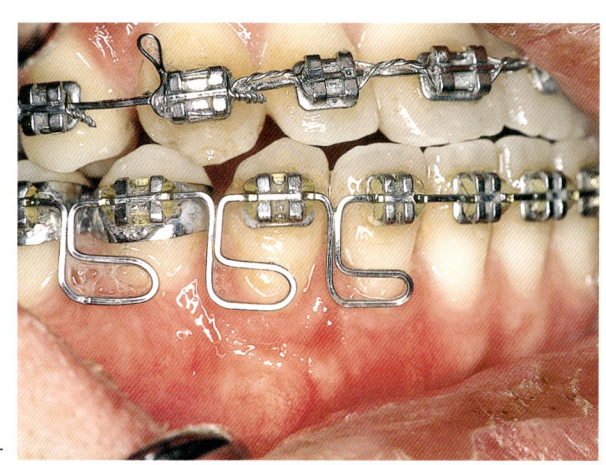

図5-2-4m　ループ付きのアーチワイヤー

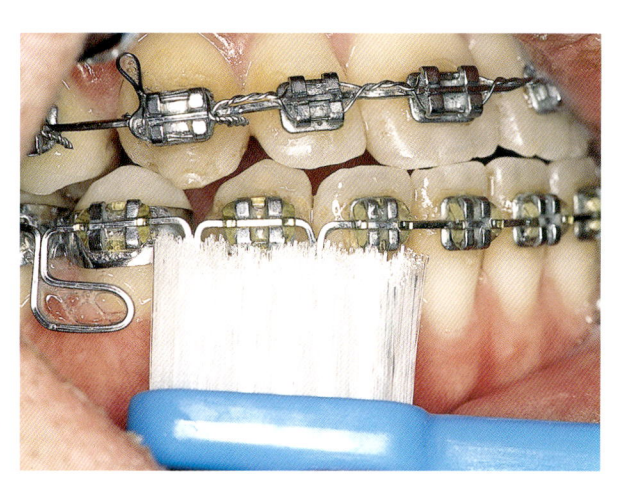

図5-2-4n　ループ付きのアーチワイヤーが装着されている際の磨き方

5-3 歯磨剤

適切な歯磨剤は，プラークを除去し，爽快感を得るばかりではなく，プラークの付着を抑制したり，口臭を予防したりするなどの予防的効果や殺菌作用を兼ね備えている．また，歯や口腔粘膜に対する安全性および飲み込んだ際の安全性については，問題がないことが確認されている．適切な歯磨剤は，家庭におけるオーラルハイジーン・コントロールを行ううえで，最も安全で手軽な道具といえる．ここでは，歯磨剤の効果と歯磨剤の成分について解説を加えて紹介する．

5-3-1 歯磨剤のプラーク除去の効果

歯磨剤のプラーク除去効果については，48時間口腔清掃を行わせなかった被験者に，水のみでブラッシングを1分間行わせた場合と歯磨剤を使用してブラッシングを1分間行った場合のプラーク除去の程度を比較した報告がある[5]．研究成績(図5-3-1)をみると，水のみを用いた場合のプラーク除去率は約30％であるのに対して，歯磨剤を用いた場合には，プラーク除去率は64％であった．すなわち，歯磨剤をつけてブラッシングを行うほうが，何もつけないでブラッシングを行うより，歯面のプラークを除去するのに効果的であることが分る．また，歯磨剤を使用することで，ブラッシングが上手な者も，そうでない者もプラークの減少率が増加していくことも認められている[6]．

5-3-2 歯磨剤のプラーク付着抑制効果

歯磨剤のプラーク付着抑制効果については，水のみでブラッシングを行った場合と歯磨剤を用いてブラッシングを行った場合の24時間後におけるプラーク付着量の違いを比較した報告がある[7]．研究成績をみると，水のみでブラッシングを行った場合のプラークの付着量は，歯磨剤を用いた場合の約3倍であった(図5-3-2)．歯磨剤をつけてブラッシングを行うほうが，何もつけないでブラッシングを行うより，歯面にプラークの付着することを抑制するのに有効であることが分る．

5-3-3 歯磨剤の口臭除去効果

歯磨剤の口臭除去効果については，起床時および平常時の呼気の口臭が，ブラッシングにより減少するのか否かについて検討を行った報告がある[8]．研究成績をみると，図5-3-3に示すように，歯磨剤を使用した場合は，使用しなかった場合よりも口臭除去効果が高かった．歯磨剤をつけてブラッシングを行うほうが，何もつけないでブラッシングを行うより，口臭を除去するのに効果的であることが分る．

第5章　家庭におけるオーラルハイジーン・コントロール

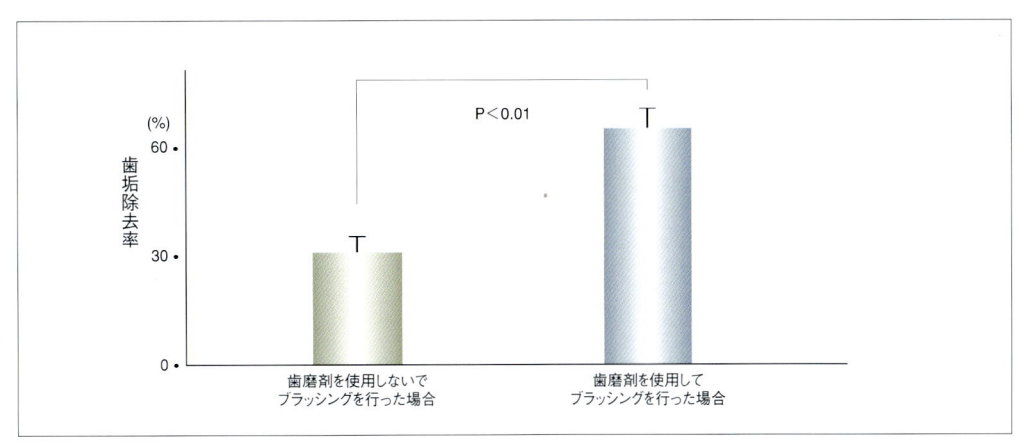

図5-3-1　歯磨剤のプラーク除去効果（文献5より引用）

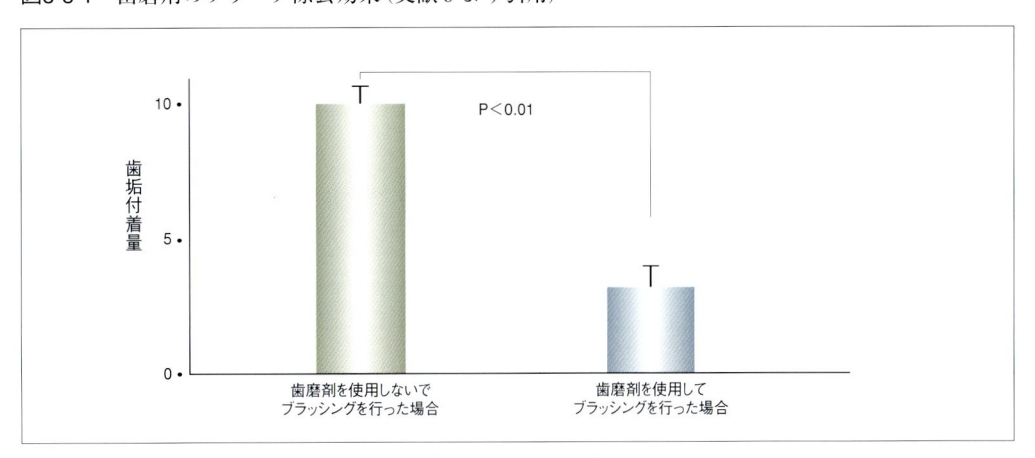

図5-3-2　歯磨剤のプラーク付着抑制効果（文献7より引用）

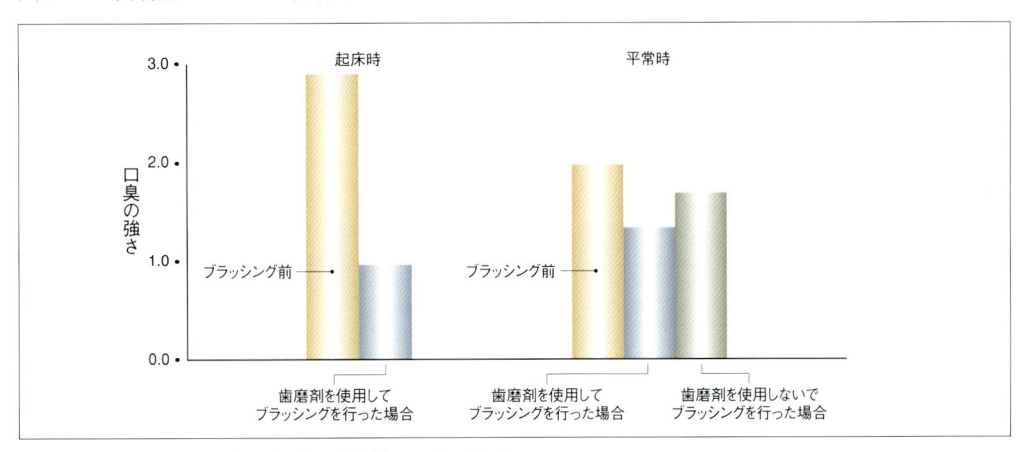

図5-3-3　歯磨剤の口臭除去効果（文献8より引用）

5-3-4　歯磨剤の成分

　歯磨剤には，う蝕原性細菌を殺菌する殺菌剤，プラークの分解を行う酵素および，歯質の強化を行う，フッ化物などが配合されている．

１）殺菌剤

　歯磨剤に配合される代表的な殺菌剤には，塩化ベンザルコニウム，塩化セチルピリジニウム，クロルヘキシジン，トリクロサンおよびチモールなどがあり，以下のような効果が認められている[9]．

(1) う蝕原性細菌の表面に吸着し殺菌する．
(2) 歯面に吸着しペリクルの付着を抑制する．
(3) ペリクルに付着した細菌を殺菌するため，プラークの形成が抑制される．

２）酵素（デキストラナーゼ）

　*Streptococcus mutans*は，プラークの原料となるデキストランを産生する．デキストラナーゼはデキストランを分解し，プラークの形成を抑制する効果がある．デキストラナーゼ配合歯磨剤を使用した場合，デキストラナーゼが配合されていない歯磨剤を使用した場合と比較して，プラークの付着量が2分の1であった[10]と報告されている．

３）フッ化物

　歯磨剤に配合される代表的なフッ化物にはNaF（フッ化ナトリウム）とMFP（モノフルオロリン酸ナトリウム）がある．これまでに，多数の臨床試験が行われており[11〜14]，これらのう蝕予防効果が認められている．その効果としては，以下の通りである．

(1) ハイドロキシアパタイトをフッ素化してフルオリデーテッドハイドロキシアパタイトに変換し「耐酸性」を向上させる[15]．
(2) う蝕病巣にリンやカルシウムを補給しハイドロキシアパタイトに変換する「再石灰化効果」がある[16]．
(3) プラーク中の細菌の酵素作用を阻害し，細菌による酸の産生を抑制する[17,18]．

5-4　フッ化物

　最近のう蝕治療は，修復治療から予防治療へと変化している．フッ化物のう蝕予防効果については，前項で述べた．本項では歯磨剤を含むフッ化物の歯科治療への応用について述べる．

5-4-1 フッ素の作用

フッ化物には，歯質脱灰の抑制，再石灰化の促進，歯質の強化，細菌による酸産生の阻害，細菌の糖取り込みの阻害および抗菌作用がある．使用方法としては，全身的に作用させる方法と，局所的に作用させる方法がある．

(1) 全身的に作用させる方法

①水道水に至適濃度のフッ素を添加する．

すべての年齢層に対してフッ素を供給できる方法ではあるが，高度な管理システムが必要である．現在のところ37の国々で実施されているが，日本では実施されていない．

②フッ化物添加食塩，牛乳およびフッ化物の錠剤を経口的に摂取する．

この方法は，「水道水に至適濃度のフッ素を添加する」方法と同様に，管理が十分になされていなければ，副作用を生じる可能性がある．

(2) 局所的に作用させる方法

①フッ素含有の歯磨剤を用いる．

日本では医薬部外品扱いとなっており，配合フッ素濃度は1000ppm以下に規定されている．歯磨剤に含まれているフッ化物としては，フッ化ナトリウム，フッ化第一スズ，モノフルオロリン酸ナトリウムが主流である．

②フッ素が含有されたデンタルリンスを用いる．

日本では医薬品扱いとなっており，家庭で行う場合，歯科医師の指導が必要である．フッ素濃度が100〜450ppm程度のものを毎日用いるのが効果的である．

③リン酸酸性フッ素の溶液あるいはジェルの塗布を行う．

歯科医師あるいは歯科衛生士が，患者に行う処置である．最近は，家庭で使用できるようなフッ化物を含んだジェルが発売されている．

いずれの場合においても，家庭において使用する場合は，低濃度のフッ化物を頻繁に使用するのが効果的である．また，毒性という観点から，歯科医師は，誤った方法で使用させないように注意を払う必要がある．

5-5 デンタルリンス

デンタルリンスの主な働きには，

- 歯磨剤の代用
- 歯周病の予防
- 口臭の予防

が挙げられる．

　デンタルリンスには，液体の歯磨剤として利用できる製品がある．デンタルリンスを口に含み，よくすすいだ後にはきだし，ブラッシングを行う．発泡剤が含まれていないために，口の中が泡だらけにならずにしっかりと磨くことができる利点がある．また，研磨剤も含まれていないので，電動歯ブラシを使用する際にも有効である．小児用のフルーツ味の付いたデンタルリンスもあり，発泡剤や研磨剤が入っていないので，親が行う子供に対する仕上げ磨きにも有効である．

　デンタルリンスには，歯周病の病因細菌を殺菌する薬用成分を含むものがあり，歯周病の予防薬として使用することができる（図5-5）含有する殺菌剤としては，クロールヘキシジンの他に，塩化セチルピリジニウム，塩化セチルピリジニウム・トラネキサム酸やイソプロピルメチルフェノール・グリチルリチル酸ジカリウムなどが配合されており，以下のような効果が認められている．

1）う蝕原性細菌の表面に吸着し殺菌する．
2）歯面に吸着しペリクルの付着を抑制する．
3）ペリクルに付着した細菌を殺菌するため，プラークの形成が抑制される．

　口臭の予防には，洗口時の口腔細菌の排出効果とデンタルリンスに含まれている香味剤の効果によるものである．

　以上のような効果は認められるが，デンタルリンスを用いて洗口するだけでは，プラークの除去を行うことはできないことを覚えておく必要がある．デンタルリンスを家庭でのオーラルヘルスケアに用いるのであれば，歯科医師および歯科衛生士は，デンタルリンスを用いたあとに，適切な歯磨きを行わなければプラークの除去はできないことを患者に伝えなければならない．また，一日に数回，特に毎食後と就寝前に使用するように指導するとよい．

5-6　歯ブラシ

　オーラルハイジーンコントロールの基本は，歯ブラシである．手動歯ブラシはいうま

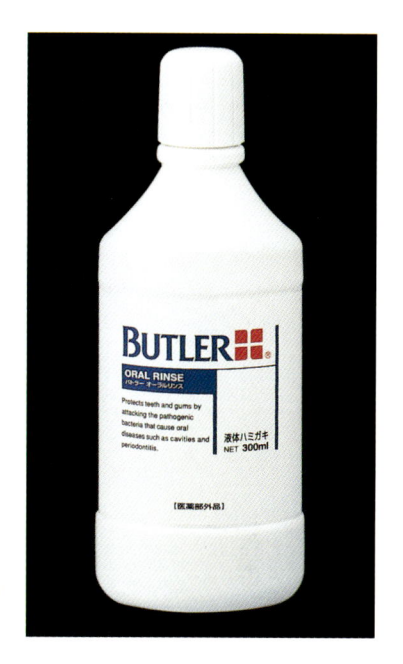

図5-5 殺菌剤（塩化セチルピリジニウム）を含んだデンタルリンス

でもなく，電動歯ブラシも多種多様な製品が流通しており，どのような歯ブラシを選択すればよいのか，迷う場合が多い．しかし，歯ブラシの選択を誤ると口腔清掃の効果が低下するので注意が必要である．本書では，有効性が科学的に認められている電動歯ブラシを数種類紹介する．さらに，矯正歯科治療中のオーラルハイジーン・コントロールに有用な手動歯ブラシについて述べる．

5-6-1 電動ハブラシ

　約20年前より電動歯ブラシは，市販されているが，ここ数年，電動歯ブラシの性能の向上と価格の低下とともに，オーラルハイジーン・コントロールの道具として普及してきた．電動歯ブラシの有効性については，多くの報告がなされており，手動の歯ブラシ以上の効果，少なくとも同等の効果が認められたとされている[19〜23]．しかし，電動歯ブラシの使い方や歯面へのあて方について，正しい指導を受けなければ，手動歯ブラシ以上の効果は望めない．電動歯ブラシで磨いた後の爽快感を体験させ，Bleeding on probingやPlaque Control Recordで表される口腔内の状態の改善効果を示すことで，動機付けを行う必要がある．また，購入当初は物珍しいので使用される機会も多いが，あきずに長期間，日常的に使用することが勧められる．

5-6-2 電動歯ブラシの利点と欠点

利点としては，電動歯ブラシを使用することで，時間と労力の節約が期待できる．手動歯ブラシによるブラッシングをあまり行わない者でも，電動歯ブラシであれば使用を継続できる場合が多いとされている．また電動歯ブラシは，手動歯ブラシの動きを再現している商品が多い．このことは，上肢に障害を持つ患者，とりわけ手の不自由な患者や介護が必要な人にとって，容易にプラークコントロールを行うことができる．

欠点としては，手動の歯ブラシと比較して高価であること，重たい(60g～400g)ことが挙げられる．ブラシヘッドについても手動歯ブラシと比較して高価である．また，回転数が多い電動歯ブラシにRDA値の高い歯磨剤を使用すると，エナメル質が削られてしまうことがあるので，注意を要する．

5-6-3 電動ハブラシの商品の紹介

1）インタープラーク(BAUSCH & LOMB, USA)(図5-6-3a)

毛束がそれぞれ独立して回転する．スクラッビング法による磨き方も可能である．また，エッジワイズ装置が装着されている患者のオーラルハイジーン・コントロールに有効であり，アタッチメントの周囲やバンドマージン歯肉辺縁部を容易に磨くことができる特徴がある．この製品については，エッジワイズ装置が装着された患者で，プラークインデックスが50％以上の者14名を対象として，片側を手動歯ブラシで，残りについてはインタープラークを用いてブラッシングを行わせた報告がある[24]．研究成績をみると，プラークの除去率は，手動歯ブラシでは66％，インタープラークでは84％であり，インタープラークは手動歯ブラシと比較して，プラークを除去するのに効果的であることがわかる．また，固定式矯正装置を装着中の患者に，インタープラークを用いてブラッシングさせた結果，歯肉の炎症が減少することも認められている[25]．

2）ロータデント(Professional Dental Technologies)

目的に応じて3種類のブラシヘッドを付け替えることが可能な電動歯ブラシである．軽量でしかも大臼歯の頬側面を容易に磨くことができる小型のブラシヘッドがある．この製品については，固定式矯正装置を装着した患者20名に対して，18ヶ月間使用し，プラークの付着量と歯肉炎の程度を比較した報告がある[26]．研究成績をみると，プラークの付着量の減少と歯肉炎の軽減が認められた．ロータデントがプラークの付着量の減少と歯肉炎の軽減に効果的であることがわかった．

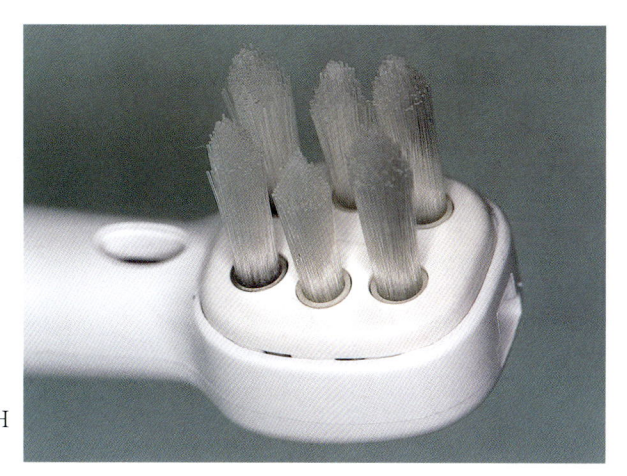

図5-6-3a　インタープラーク（BAUSCH & LOMB）

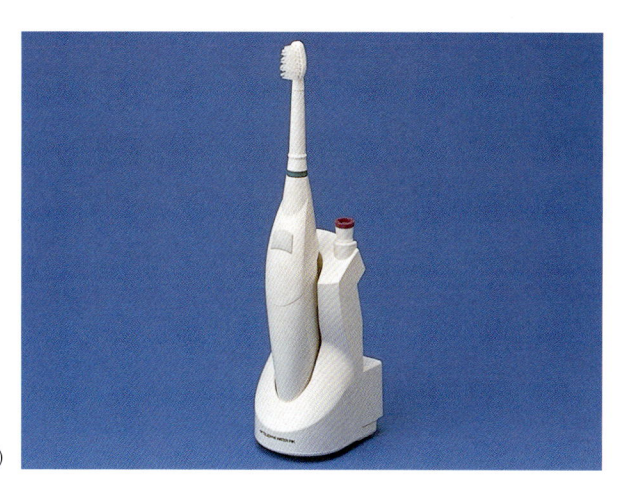

図5-6-3b　プラークリムーバー（Brawn）

3）プラークリムーバー（Braun）（図5-6-3b）

　特別に開発された，アタッチメント周りを磨くのに有効なブラシヘッドが装着されており，アーチワイヤーの下の歯面が磨けるように工夫がなされている．この製品については，専門的指導を受けた場合には手動ハブラシと比較して，プラークを除去するのに効果的[27]であり，歯肉炎指数の軽減も認められた[28]とする報告がある．また，32名の子供に対して手動歯ブラシと電動歯ブラシを使用させて，プラークの除去率を比較した報告もある[29]．研究成績をみると，電動歯ブラシの方が手動歯ブラシと比較して，乳歯および永久歯におけるプラークの除去に効果があることが分った．また，子供がプラーク

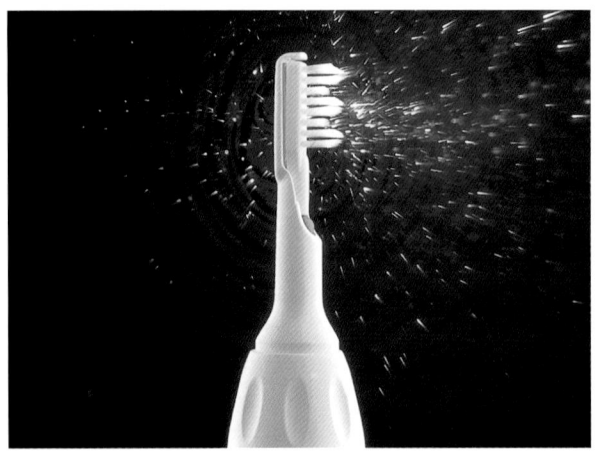

図5-6-3c　ソニケアー（Optiva）

リムーバーを使用した際の安全性についても確認されている．

4）ソニケアー（Optiva）（図5-6-3c）

　空気を通して音波を伝達する電動歯ブラシである．1秒間に約260サイクルの振動を発生させ，歯肉溝の細菌を除去する仕組みになっている．この製品については，手動歯ブラシと比較して歯の表面の着色を除去するのに効果的であること[30,31]，ソニケアーから発生する音波振動が，嫌気性菌に対して有効的に作用する[32]ことが報告されている．またソニケアーは手動歯ブラシと比較して，矯正歯科治療の患者に対してプラークの除去の効果が高いことについても確認されている．

　固定式装置を装着中の矯正歯科治療中の患者において

(1) 電動歯ブラシは，アタッチメントの周囲やアーチワイヤーの下の歯面を磨くうえで，手動歯ブラシと比較して有効である．

(2) 電動歯ブラシを使用することは，動機付けを行うのに有効な手段である．そのため，長期にわたる矯正歯科治療を行ううえで重要である．

(3) 動機付けがうまくできれば，電動歯ブラシを使用することでオーラルハイジーンコントロールが上手に行われていない患者に対して，プラークの除去や歯肉炎の減少を計るうえで効果的である．

(4) 電動歯ブラシを使用する際は，研磨剤の含有量が少ない，あるいは含まれていない歯磨剤を選択するとよい．

(5) ブラシヘッドが痛んだ状態で使用しても，ブラッシングの効果は十分ではない．定

期的にブラシヘッドの交換が必要である．

5-6-4　手動歯ブラシ

手動歯ブラシの選択には，ヘッドの大きさが患者の人差し指と中指を合わせた幅よりも小さなものを選ぶとよい．毛先にこしがあり，少し硬めのものを，そして植毛は3列以内のものがよい．エッジワイズ装置が装着されている時は，ブラシのヘッドが山型になっていると装置の周囲が磨きやすい．しかし，このタイプの歯ブラシは，咬合面や舌側面は磨きにくいので，面倒ではあるがヘッドのフラットの物を併用するとよい．また，口腔内に装置が装着されていれば，歯ブラシの毛先は痛みやすいので，通常よりも頻繁に歯ブラシを新しい物に交換しなければならない．

5-7　補助的口腔清掃用具

手動歯ブラシを用いてブラッシングを3分間行うだけでは，プラークは約58％しか除去できない．しかし，補助的口腔清掃用具であるデンタルフロスや歯間ブラシを併用すると，それぞれ約86％，約95％のプラークが除去できる[33]と報告されている．このように歯ブラシだけでは，歯間部のプラークを完全に除去することは難しい．また，固定式矯正装置とくにエッジワイズ装置が装着されている患者の口腔内の清掃を，歯ブラシだけを使って行うことは，大変難しいことである．そのため歯間ブラシやデンタルフロスなどの補助的口腔清掃用具の使用が必要となる．ここでは，歯ブラシ以外の補助的な口腔清掃用具を紹介する．

5-7-1　デンタルフロス

デンタルフロスはナイロン糸から作られ，ワックスが塗布された物（ワックスタイプ）と塗布されていない物（アンワックスタイプ）がある．ワックスタイプは，糸のまとまりがよく，コンタクトポイントがきつくても容易に通過させることができる．しかし，使用後にワックスが歯間部に残るという欠点がある．また最近は，使用後の爽快感を得る目的で，ミントなどで香り付けされたデンタルフロスも発売されている．

デンタルフロスの使用方法[34]には，
- 両手の指に巻きつける．
- 輪状にする．
- フロスフォルダーを用いる．

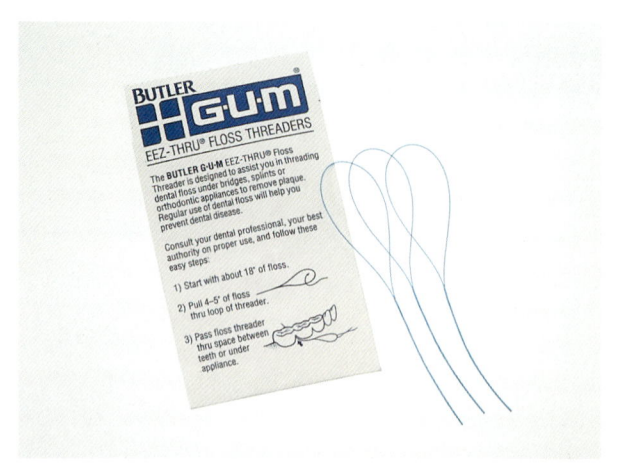

図5-7-1a　フロススレッダー

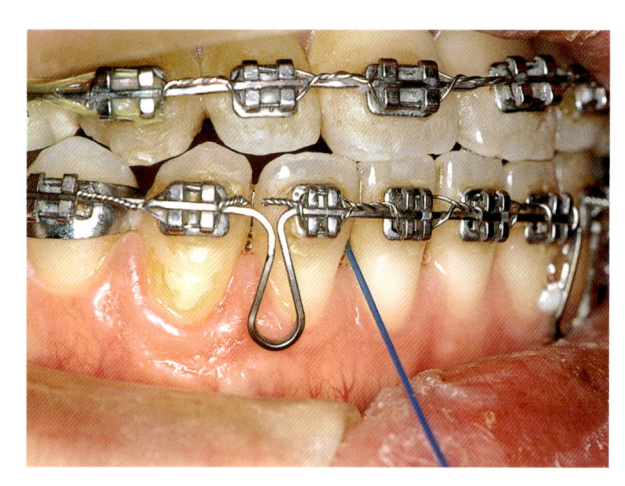

図5-7-1b　フロススレッダーの先を歯間部に挿入する

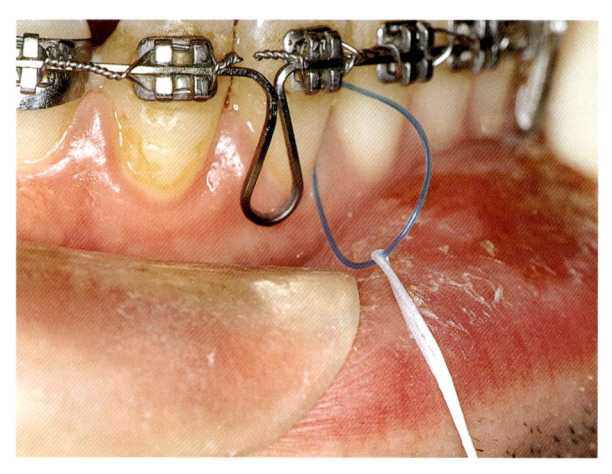

図5-7-1c　フロススレッダーを口腔内に入れていく

第5章　家庭におけるオーラルハイジーン・コントロール

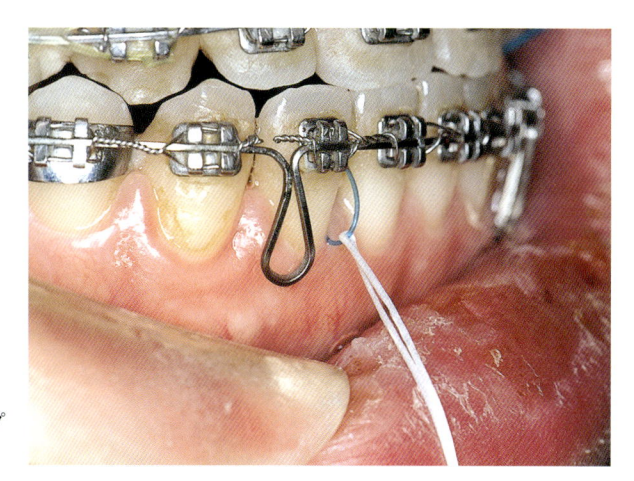

図5-7-1d　フロススレッダーのループの部分にデンタルフロスを通しておく

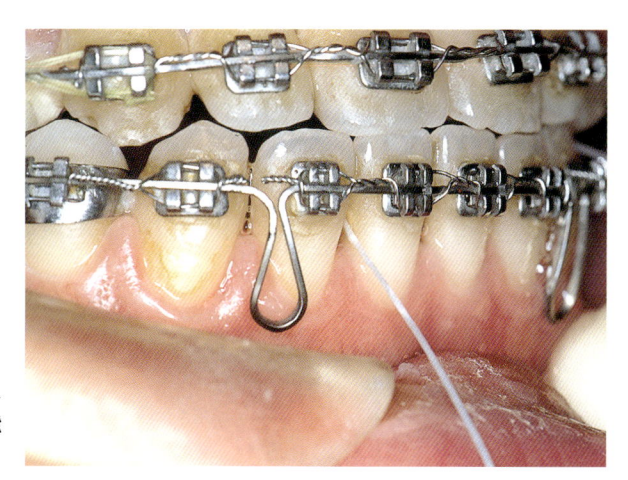

図5-7-1e　フロススレッダーをさらに挿入するとデンタルフロスが使用可能となる

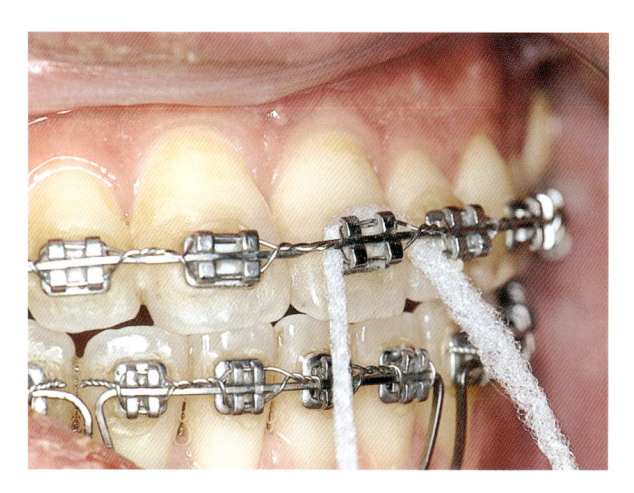

図5-7-1f　スーパーフロス

といった方法があり，いずれの場合もデンタルフロスを歯に対して斜めに当てて，歯肉を傷つけないように前後にていねいに動かす．また，デンタルフロスに歯磨剤を少量つけて，隣接面を清掃する方法も勧められる．

　エッジワイズ装置が装着されており，アーチワイヤーが挿入されているためにデンタルフロスを咬合面側から挿入することができない場合は，図5-7-1aから図5-7-1eに示すようにフロススレッダーを用いるとよい．

　また，アタッチメント周囲の清掃には，スーパーフロス（図5-7-1f）を用いるとよい．図5-7-1hや図5-7-1jに示すように，アタッチメントやバンドの周囲を清掃するとよい．

　歯科医師および歯科衛生士は，デンタルフロスやフロススレッダーの正しい使用方法を患者に教え，ワイヤーリガチャーにデンタルフロスが引っかかったなどの問題が生じたときの解決方法についても指導しておく必要がある．

5-7-2　歯間ブラシ

　歯間ブラシ（図5-7-2a）は，歯間空隙の大きさにあわせてSS，S，MおよびLの4つサイズから選択することができる．SSは，通過スペースが0.8mm，Sは1.2mm，MおよびLはそれぞれ1.6mmと2.0mmに設定されている．通過スペースが0.8mm以下の場合はデンタルフロスを用いるとよい．

　固定式矯正歯科治療用の装置が装着されており，歯ブラシだけでは清掃が容易に行うことができない隣接面やアタッチメント周囲の清掃に，ブラッシングに加えて，日常的に使用するとよい．また，歯間ブラシに歯磨剤を少量つけて，清掃する方法も勧められる．

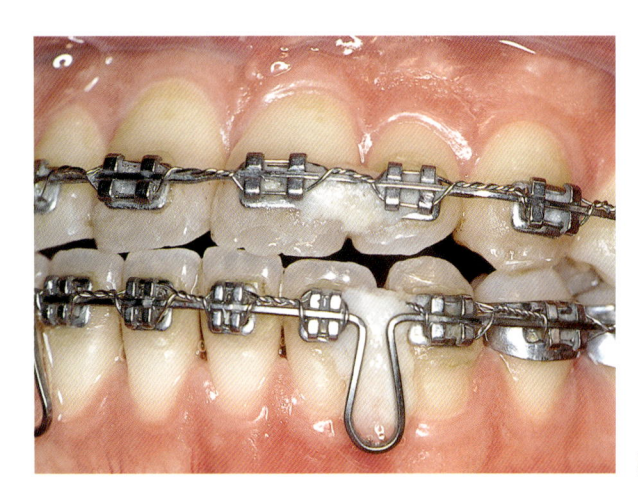

図5-7-1g　食事後の口腔内

第5章　家庭におけるオーラルハイジーン・コントロール

歯科医師および歯科衛生士は，患者に適した歯間ブラシのサイズを選択し，そのうえで正しい使用方法を患者に指導しておく必要がある（図5-7-2bおよび図5-7-2c）．

5-7-3　その他の補助的口腔清掃用具

その他の補助的口腔清掃用具としては，ブラッシング前に大きな食物残渣を除去する目的で使用するジェット水流噴射機（図5-7-3）を使用するのも効果的である．

水槽に水道水の代わりに，デンタルリンスや抗菌作用のあるうがい薬などを入れて使用すると一層効果的である．

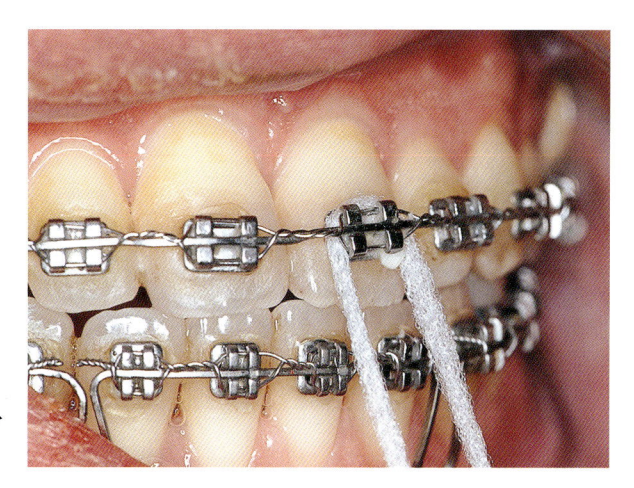

図5-7-1h　スーパーフロスを用いてアタッチメントの周囲を清掃

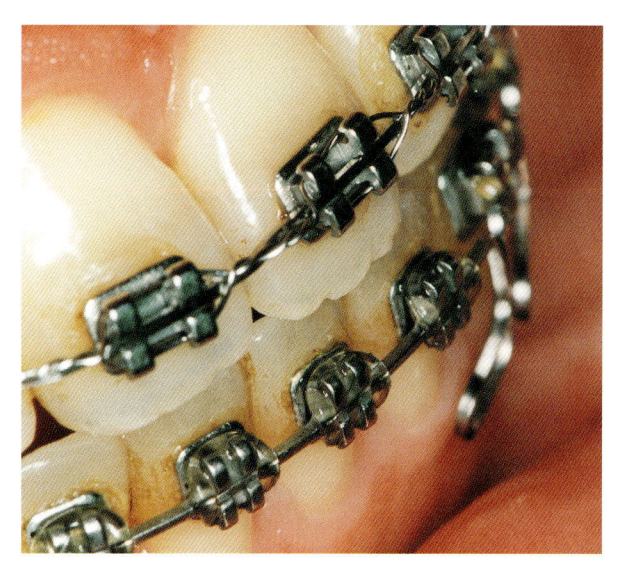

図5-7-1i　スーパーフロスの使用後の写真

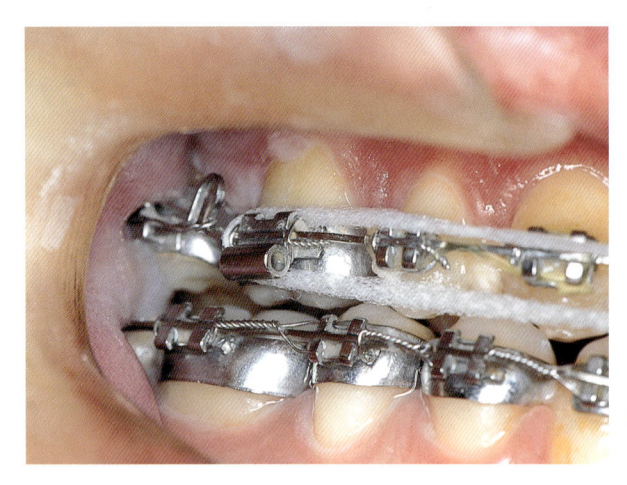

図5-7-1j　スーパーフロスを用いてバンドの周囲を清掃

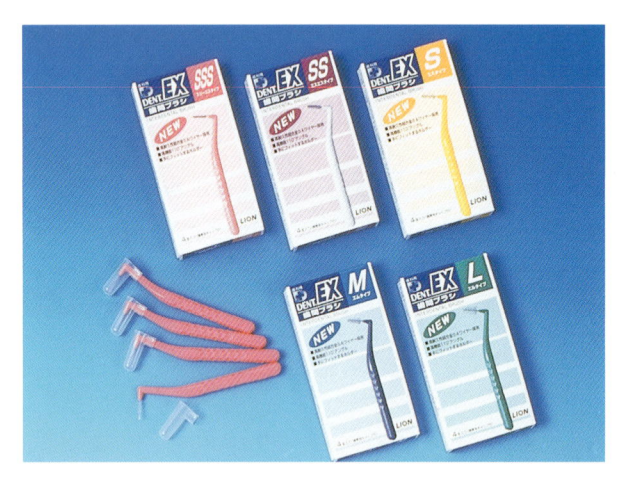

図5-7-2a　歯間ブラシ

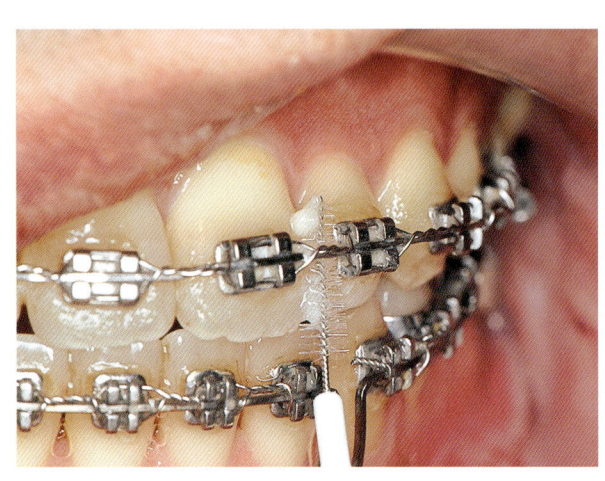

図5-7-2b　歯間ブラシを使用してアタッチメント周囲を清掃

第5章　家庭におけるオーラルハイジーン・コントロール

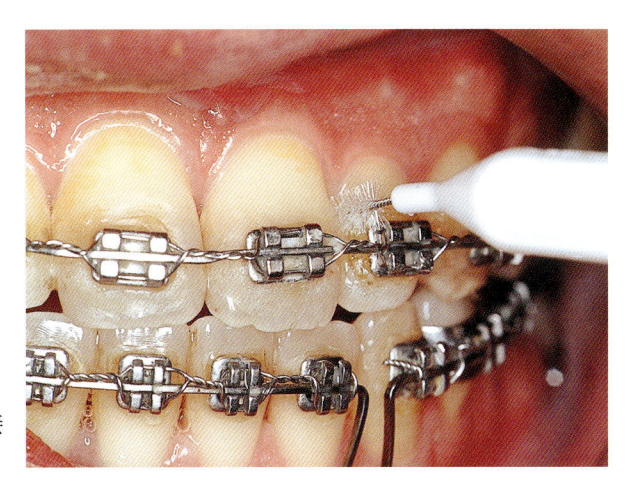

図5-7-2c　歯間ブラシを使用して隣接面を清掃

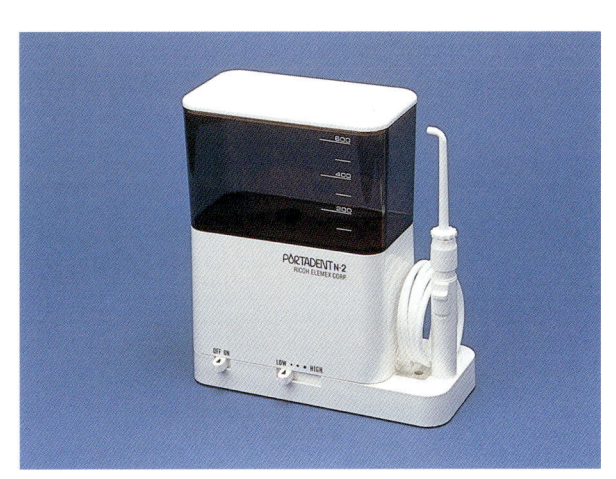

図5-7-3　ジェット水流噴射機

参考文献

1. Erikson E. Childhood and Society. New York, 1963, W. W. Norton.
2. Flavell JH. The Development Psychology of Jean Piaget. New York, 1963, van Nostrand Reinhold.
3. Proffit WR. :作田　守監修, 高田健治訳：プロフィトの現代歯科矯正学. 東京, 1989, クインテッセンス出版, 50-62.
4. 高田健治, クリストファー Dスティーブンス, 垣内康弘：ハイパーリンク矯正歯科臨床. 大阪, 1997, メデジット, CD-ROM.
5. Rustogi KN, Volpe AR, Fishman S, Triol ME, Petrone ME. Removal of 48-hour plaque by either brushing with dentifrices or water. J Dent Res 63: 312, 1984.
6. Saxton CA, Lane RM, van der Ouderaa F. The effects of a dentifrice containing a zinc salt and a non-cationic antimicrobial agent on plaque and gingivitis. J Clin Periodontol 14:144-148, 1987.
7. Davis WB. Crevical enamel-A danger zone. J Oral Rehabil 6: 385-389, 1979.
8. Sulser GE, Lesney TA, Fosdiok LS. The reduction of breath and mouth odors by means of brushing the teeth. J Oral Res 19: 173, 1940.
9. 塩入隆行, 秋重成孝, 石川一郎, 宮川英祐, 福井美代子, 有澤　康, 高島己千雄. 歯周疾患に対するクロルヘキシジン含有Tooth Paste (LS-5)の二重盲検法による検討. 日歯周誌 25：955, 1983.
10. 北村中也, 森口早紀, 寺田恵美子, 斉藤邦男, 二上捷之. Dextranase添加歯磨剤の臨試成績, 口腔衛生会誌 30：52-63, 1980.
11. Bratthall D. Dental caries-intervened-interrupted-interpreted. Eur J Oral Sci 104(4), 416-422,1996.
12. Hattab FN. Analytical methods for the determination of various forms of fluoride in toothpastes. J Dent 17: 77-83, 1989.
13. Lagerweij MD, Damen JJ, ten Cate JM. Effect of a fluoridated toothpaste on lesion development in plaque-filled dentine grooves: an intra-oral study. Caries Res 31: 141-147, 1997.
14. Dijkrman A, Huizinga E, Kuben J, Arends J. Remineralization of human enamel in sites after 3 months: The effect of not brushing versus the effect of an F-dentifrice and a F-free dentifrice. Caries Res 24: 263-266, 1990.
15. 可児徳子, 可児瑞夫, 清水真理子, 飯野新太郎, 福岡幸伸, 磯崎篤則, 山根　勇. フッ素濃度100ppmおよび250ppmのフッ化物洗口液のエナメル質におよぼす影響について, 口腔衛生会誌 35: 104-112, 1985.
16. Koulourides T, Cueto H, Pigman W. Rehardening of softened enamel surfaces of human teeth by solution of calcium phosphates, Nature 189: 226, 1961.
17. Hamilton IR. Biochemical effects of fluoride on oral bacteria. J dent Res 69, 660-667, 1990.
18. Ten Cate JM, van Loveren C. Fluoride mechanisms. Dent Clin north Am 43(4), 713-742, 1999.
19. Glavind L, Zeuner E. The effectiveness of a rotary electric toothbrush on oral cleanliness in adults. J Clin Periodontol 13: 135-138, 1986.
20. Baab DA, Johnson RH. The effect of a new electric toothbrush on supergingival plaque and gingivitis. J Periodontol 60: 336-341, 1989.
21. Killoy WJ, Love JW, Love J, fedi PJ, Tira DE. The effectiveness of a counter-rotary action powered toothbrush and conventional toothbrush on plaque removal and gingival bleeding. A short term study. J Periodontol 60: 473-477, 1989.
22. Silverstone LM, Tilliss TS, Cross-Poline GN, van der Linden E, Stach DJ, Featherstone MJ. A six-week study comparing the efficacy of a rotary electric toothbrush with a conventional toothbrush, Clin. Preventive Dent., 14: 29-34, 1992.
23. Engel D, Nessly M, Morton T, Martin R. Safety testing of a new electric toothbrush. J. Periodontol., 64: 941-946, 1993
24. Long DE, Killoy WJ. Evaluation of the effectiveness of the Interplak home plaque removal instrument on plaque removal and orthodontic patients. Compend Contin Educ Dent (Suppl 6): 156-160, 1985.
25. Wilcoxon DB, Ackerman RJ, Killoy WJ, Love JW, Sakumura JS, Tira DE. The effectiveness of a counterrotational-action power toothbrush on plaque control and gingival health in orthodontic patient. Am J Orthod Dentofac Orthop 99: 7-14, 1991.
26. Boyd RL, Murray P, Robertson PB. Effect of rotary electric toothbrush versus manual toothbrush on periodontal status during orthodontic treatment. Am J Orthod Dentofac Orthop 96: 342-347, 1989.
27. van der Weijden GE, Danser MM, Nijboer A, Timmerman MF, van der Velden U. The plaqueremoving efficacy of an oscillating/rotating toothbrush. A short-term study. J Clin Periodontol 20: 273-278, 1993.
28. Ainamo J, Xie Q, Ainomo A, Kallio P. Assessment of the effect of an oscillating / rotating electric toothbrush on oral health. A 12-month longitudinal study. J. Clin Periodontol 24: 28-33, 1997.

29. Grossman E, Proskin H. A comparison of the efficacy and safety of an electric and a manual children's toothbrush. J Am Dental Assoc 128: 469-474, 1997.
30. Emling R, Yankell SL, Johnson B, Mclnnes C. Clinical stain removal properties of a new Sonic toothbrush. J Dent Res(abs), 1994.
31. Grossman E, Dembling W, Proskin HM. A comparative clinical investigation of the safety Clin Dent 8 :10-14, 1997.
32. Stanford CM, Srikantha R, Wu CD. Efficacy of the Sonicare toothbrush fluid dynamic action on removal of human supragingival plaque. J Clin Dent 8 :10-14, 1997.
33. 山本　昇，長谷川紘司，末田　武，木下四郎．Interdental BrushとDental Flossの清掃効果について，日歯周誌 17：78, 1975．
34. 全国歯科衛生士教育協議会：歯科衛生士教本　歯科保健指導実習　11.医歯薬出版，東京, 1986, 86．